統合失調症が
秘密の扉をあけるまで

新しい治療法の発見は、一臨床家の研究から生まれた

著

糸川昌成

星　和　書　店

Seiwa Shoten Publishers

2-5 Kamitakaido 1-Chome
Suginamiku Tokyo 168-0074, Japan

はじめに

私の本業は科学者である。具体的には、統合失調症の原因を解明して、根本的な治療法を開発しようと研究をしている。二十三年前、神経の遺伝子の配列を読み解く研究でデビューした。そのうち、患者さんで多く見られる配列の違いを見つけたので、培養細胞を用いて人工的に配列の違いを再現させた神経を使って、その違いがもたらす機能の変化を明らかにした。最近では、マウスの遺伝子を操作して統合失調症のモデルとされる行動変化と脳を解析したり、患者さんのリンパ球から作成したｉＰＳ細胞を神経細胞に分化させて研究している。つまり、四半世紀近くをかけて、脳の細部へ、よりミクロへと降りていく研究をしてきたことになる。いわば、脳の部品の研究とでもいうのだろうか。

ところが、部品の解体が進めば進むほど、これで統合失調症が分かるのだろうかという疑問がわいてきた。駆け出しの科学者だったころのイメージでは、遺伝子の違いさえ見つかれば統合失調症が解明できるような想像をしていた。まるで、うまく音が出なくなったラジオを分解してみたら、壊れた真空管が見つかるように。なんだ、これだったのかと。この二十年で、科学技術は驚くべき発展を遂げた。人のすべての遺伝子の変化（五十万か所）を一瞬にして解析できてしまう遺伝子チップしかり。遺伝子改変マウス、ｉＰＳ細胞しかりである。しかし、部品の故障個所が分かっても、いっこうに全体が見えてこないのだ。

脳は、気象現象やマクロ経済と同じ複雑系である。還元主義――ひとつの遺伝子に病態のすべてを原因づける――がなじまない対象である。タイガー・ウッズのＤＮＡをいくら調べても、天才ゴルファーの遺伝子など見つかりっこないのと同じことである。こんなことを考えるようになったのは、科学者としての本業のかたわら、細々とではあるが臨床と接し続けてきたからかもしれない。抗精神病薬は二十年前と比べると種類も増え、効き方がきめ細かく分かれ、副作用も小さくなった。上手に使うと、昔よりずいぶんと脳を治せるようになった気がする。ただ、薬が脳を治しても、患者さんの生きる人としての回復が達成されるとは限らない。その人が生きてきた文脈が理解され、症状の意味をくみ取られ、ご本人が病気を腑に落ちる物語として描き終えた時、初めて統合失調症から回復できる。すなわち、抗精神病薬は脳を治せるが、魂は治せないのだ。部品の研究は、脳を解明するかもしれない。しかし、遺伝子改変マウスは文脈を生きることがなく、ｉＰＳ細胞は腑に落ちる物語を語れない。

本業の科学から、ずいぶんと調子のはずれたことを考えるようになったものだと思う。ただし、現行の精神科医療が不完全であり、多くの当事者とご家族が苦しまれている現実を忘れているわけではない。精神科医療の仕組みや制度は、十分に改善される必要がある。また、科学としての精神医学がもっと解明されれば、多くの方の苦悩はずっと軽減されると信じている。

科学者が臨床に触れる瞬間にしか垣間見ることができない風景がある。それは、個人的な体験として、私の胸の内にだけ収めておくのが惜しいものばかりだったような気がする。それならばと、科学者が魂と触れ合うときの不可思議な物語を、これからここで語ってみようかと思いついた次第である。

もくじ

第1章 数を集めれば真実が見える?

いつの頃からだろうか。個別の症例へ向かう関心が、まるで渇望感のようにわいてくるようになったのは。

もちろん医者であるから、症例に無関心であっては臨床が成り立つはずはない。しかし、臨床から距離をおいて研究室で試験管を振るようになってからのほうが、むしろ症例に対して憧憬にも似た情熱を感じるようになった気がする。

私は今、東京都の管理団体である医学研究所で試験管を振る日々を送っている。そして週一日ではあるが、隣接する都立病院で臨床をお手伝いさせていただいている。研究所からくぐり戸一枚あけて自由に行き来ができる距離に病棟はあり、患者さんの同意を得て、協力をいただきながら研究を続けている。

薬指に特徴のある患者

先日、その病院の開放病棟で、ある男性患者が不穏状態に陥った。開放病棟では勝手に院外に出てしまう危険性が高まったので、主治医が閉鎖病棟に連絡して転棟の段取りを整えた。病棟間で申し合わせた転棟時刻になったが、あいにく主治医が急患当番で外来へ呼ばれてしまい、看護師も出払っていて人手が足りない。そこで私が病棟に出向き、不穏になった男性患者の転棟に付き添うことになった。

男性患者と一緒に病棟を出て閉鎖病棟へ向かったものの、「まんまと騙されるものか」と猜疑心《さいぎしん》で張り裂けそうになっている彼は、現実と非現実をまぜこぜにした質問を思い出したように問いかけてくる。私たちは幾度となく道中立ち止まっては問答し、時間をかけて先へと進んだ。彼は「取り返しがつかない」と焦燥を示し、不可解と困惑に悄然《しょうぜん》としていたが、なんとか閉鎖病棟までたどり着いた。

開放病棟と閉鎖病棟の看護者が引き継ぎをしているのを横に見ながら、彼を用意された病室へ案内する。しかし病室の入口まで来ると立ち止まり、中へは入りたくないと言う。そばにあった椅子を勧めても、いたたまれない様子で足踏みを続け、いっこうに座りそうにない。しばらくホールを徘徊する彼の傍らをいっしょに歩きながら、彼の訴える窮状を、肯定するでもなく否定するでもなく黙って聞いていた。

翌朝。私は、担当していた臨床試験の被験者を診察するために、昨日の閉鎖病棟を訪れた。病室へ向かう私を、転棟に同伴した彼が見つけて走り寄ってきた。昨日は人を寄せ付けないような険しく張りつめた空気に満ちていたのに、今朝は心理的距離が縮まることへの警戒心を意外なほど解いているように見えた。精神性発汗のためにまるで風呂上がりのように濡れそぼっていた頭髪も、今朝はおだやかに乾いている。

椅子を勧めると、すっと座った。彼の横に腰掛けて、「今日は座ってお話ができるんですね」と切り出すと、彼は腰掛けた足元を見つめながら、自分が座っているという現実が意外だったような表情を浮かべた。

彼はやがて、ある寒村の出身者であること、その村に伝承があり、それとかかわる氏神の霊が先回りして彼の考えていることを告げてくるといった不思議な出来事が自分の身に降りかかることを、ぽつりぽつりと語ってくれた。

ふと、膝の上に置いている彼の手に目をやると、薬指の形と長さに珍しい特徴がある（……これは、ある種の染色体異常がこの人の精神疾患と関連している表現型のひとつではないだろうか）。もう少し落ち着いてからでいい、自分は研究をしているのだけれど、血液を少しもらえないだろうかと申し出た。少し間をおいてから、いいですよと彼は答えた。

不器用な研究者、誕生

私は医者になって最初の二年間を都心にある大学病院で研修し、三年目から東北の精神科病院の常勤医になった。教授からの勧めもあって、病院に週四日勤め、地方大学の基礎医学教室で週二日試験管を振る生活を始めた。

一年ほどすると研究が面白くなり、週四日研究して二日臨床に従事する生活に切り替えた。大学院には入らず、病院で当直や外来をやりながら研究室で実験を続けた。型にはまった勉強よりも、実地の中で研究を進めたいと思ったからだ。そのため学位を取るのに八年もかかってしまったが、臨床と基礎を行きつ戻りつする生活は、私に独特の研究世界を提供してくれた。

当時の私は、患者のＤＮＡを用いて、そこに含まれる神経系の遺伝子の配列を読み解いていた。患者と健常者の遺伝子に配列の違いがあれば、それが疾患の原因と関連することがわかるからである。

患者から採取できるＤＮＡは微量である。試験管の中のＤＮＡは十億分の一グラム単位で、東京ドームにたとえれば球場全体の中の耳かきひと匙《さじ》分でしかない。採取したＤＮＡそのままでは微量すぎて配列が読めないので、はじめに目的の遺伝子を含む領域のＤＮＡを酵素反応によって増幅する実験をしなければならない。

たとえば、ドーパミン作動性神経で信号伝達を担う蛋白質《たんぱくしつ》は、約二五〇〇個のＤＮＡ配列を持つ遺伝子から合成される。実験でこの遺伝子のＤＮＡを増幅させるとき、初めに目的の遺伝子の末端の配列（たとえば二五〇〇個の遺伝子の一番目から十五番目まで）を認識して張り付く「プライマー」とよばれる人工の短いＤＮＡをつくる。そして試験管の中で、患者ＤＮＡとプライマー、ＤＮＡを複製する働きを持つ酵素を混ぜて、専用の機器にかける。試験管の中では、①患者ＤＮＡの一番～十五番目の配列にプライマーが張り付く、②張り付いたプライマーをもとに酵素が残りの十六番目から二五〇〇番目までのＤＮＡを順番に複製する。この工程を何度もくり返してＤＮＡを増幅させていくのである。

ところが、当時はＤＮＡがうまく増えないことがしばしばあった。理工系の大学院で系統的なトレーニングを積んだ基礎科学者に比べて、当直の合間に見よう見まねで学んだ私の技術が未熟だったことも理由のひとつだったろう。

生命科学の実験のほとんどは、単調な作業であることが多い。その一方で、ミクロの単位で試薬を混ぜながら酵素反応を起こす実験であるため、しずく一滴分、試薬の量が違っても反応がうまくいかないことがある。

彼らの実験の手際を見ていると、トレーニングを怠らないピアニストの指使いを連想させた。すべての音符は頭の中に叩き込まれていて、曲の展開を自然になぞって指が無意識に踊っている。私がマニュアルを見ながらおずおずと進めるピペットさばきとは比べものにならなかった。もちろん、それだけではなかったかもしれない。当時の機器類は、現在のものに比べればずいぶんと不安定で不完全なものだったから。

未熟な腕に妄想が降り立つとき

それでも、決まって特定の患者のDNAだけが、条件をいくら調整しても増えないときなどは胸が高鳴った。実験がうまくいかないのは自分の未熟さや機器のせいではなく、その症例のDNAそのものに原因があるのではないかという考えが浮かんだからだ。

この症例は、遺伝子の末端のDNA配列が、正常な配列とは異なっているのではないか？　プライマーが認識するはずの十五個の配列のうちどこか一つに遺伝子変異を持っているからこそ、プライマーがうまく張り付けず、目的のＤＮＡが増えないのではないか？――試験管の中のＤＮＡやプライマーの動きは目で見ることができないからこそ思い浮かんでしまう、ほとんど妄想着想といってよいような夢想である。

ＤＮＡはマイナスの電荷を持っている。そのため、寒天に溝を作ってＤＮＡを流し込み、寒天に電流を流すと、プラス電極に向かってＤＮＡのマイナス電荷が引かれ、寒天の中をかき分けるようにしながらゆっくりと移動する。

寒天分子の狭い隙間を縫ってＤＮＡが移動するので、短いＤＮＡほど早く移動する。つまりＤＮＡの大きさ（長さ）によって移動距離が変わるわけだ。この性質を利用して、移動した距離を測ると、目的の遺伝子が首尾よく増幅されたかを確認できる。あたかも、刑事が直立した男性を複数正面を向けて並べて、目撃者に「この中にあなたが現場で見た人はいますか」と問いかけるように、である。

電流を流し終えて寒天を調べると、ときに想定と違う長さのＤＮＡが増えることがある。またあるときには、特定の患者のＤＮＡだけがいつも増える量が突出して多かったり、逆に少なかったりすることもある。そんな異例が生じるたびに、誰も信じないような私の妄想着想が浮かんではまた消えた。

魔法の国、アメリカへ

このように私の研究野心は「なぜこの患者のＤＮＡだけが……」という思いに支えられていたわけだが、個別の症例への関心が増したのは留学もきっかけになったような気がする。

アメリカで医療行為をするにはＥＣＦＭＧ（Educational Commission for Foreign Medical Graduates）という資格試験に合格する必要がある。私は医学生のときに受けてみたが落ちてしまった。したがって三年弱のアメリカ留学中、私は一切の臨床業務にはつけなかった。

だから、基礎研究者たちと互角に実験データのみで競い合う厳しい生活を、アメリカに来て初めて味わうことになった。日本にいたころのように、多少実験が下手でも「臨床の合間に学んだにしては上出来だな」などと誰も割り引いた評価などしてくれないのだ。データは一日でも早く出したほうが教授の覚えもよく、失敗をくり返していれば科学者として無能なだけだと容赦ない烙印《らくいん》が押された。

ただ、研究室での緊張感とは裏腹に、家庭生活や余暇はのびのびと過ごせた。当直も外来もなく、病棟から呼び出される可能性を常にどこかに意識しながら生活を送らないで済む。それはスキーブーツを脱いだ直後に歩き始めるときに感じた、あの軽妙で涼しげな解放感を彷彿《ほうふつ》とさせた。

新聞のテレビ欄に、見慣れない「カラー」という表示が出現したのは私が小学生のころだった。テレビといえば白黒しかなかった時代に、カラーテレビが登場したのだ。番組は一斉にカラー放送になったのではなく、しばらくのあいだ白黒とカラー番組が混在した。珍しかったカラー放送を見るために、みんなで級友の家に集まった。

あのころのテレビから、私はアメリカ文化を無防備な形で刷り込まれたのかもしれない。主婦が鼻の下を動かすと魔法が起きるという、他愛もない中流家庭の風景を描いたドラマを私は好んで見ていた。広いリビングには大きなソファーが置かれ、日本では見たこともないような大型冷蔵庫から、フルーツやステーキがテーブルへ運ばれる。夫は、自家用車を運転して帰ってくると、妻と頬を合わせて挨拶《あいさつ》をした。

私たちは、日焼けした畳に級友たちと肩寄せ合って正座して、そうした映像に口を開けて見入っていた。海の向こうの遠い国にある「中流家庭」には、手の届かない豊かさがあふれていた。

巨大な猿が南海の孤島で捕獲されニューヨークへ連れてこられる映画にも魅了された。ただし、私の視線は肝心の巨大な主役ではなくて、彼が登ったエンパイヤー・ステートビルに釘付けとなった。当時、日本で最高と言われた高層建築が、霞が関ビルだったころの話である。マンハッタンの摩天楼にひときわ高くそびえ立った超高層ビルのデザインははるかに洗練されていて、輝きを放ちながら天空を切り裂いていた。

こんな幼いころの記憶は、大学を卒業して研究を始めるようになると、いっそう肥大化した。多くの先端研究の論文が、アメリカから発表されていたからだ。一度でいい。海を渡り、過剰なまでの豊穣を享受するあの地で最先端の科学に触れてみたい。そしてついに、研究を始めて八年目に学位をとると、すぐさま東海岸へと渡ったのだった。

念願は叶った。当時はクリントン政権下でアメリカは好景気にわいていた。米国立研究所からの給与は、額面を円換算したときの日本の物価と比べて倍近い使いでがあった。

渡米前に払っていた首都圏の家賃よりはるかに安価なアパートには、日本だったら客間として使えそうな広さのベッドルームが二つ付いていた。田舎の農家でしか見たことがないような広い風呂も二つあった。大きな冷蔵庫と洗濯機と乾燥機、そして日本ではまだ普及していなかった食器洗浄機——しかも現在国内で出回っているものと比較しても倍近い大きさのもの——さえ付いていた。

カーペットから天井まで届く広い窓一面に芝の緩やかな起伏が広がっており、その柔らかい緑の斜面は、夜になると無数の蛍の明かりが舞い、夏には大きな尾を持ったシマリスが走った。クリスマスにはスーパーで生のモミの木を買い、生まれて初めて家の中を満たす木の香りを楽しんだ。

ボルチモア湾に浮かぶラボの面々

留学先の教授は、東海岸の名門大学を出たドイツ系アメリカ人だった。ドイツを離れて彼で三世代目だというが、前の代から裕福だったらしい。私立大学を二つ卒業し、プール付きの家に住み、ヨットを持っていた。

ラボで日本人は私と渡米九年目というシニアリーダーだけだった。ロシア人が二人、アメリカ人が二人、中国からの留学生は六人と多かった。教授は東洋人が好きだという噂があったが、アジアの伝統に敬意をこめて志向しているというよりは、欧米人よりコントロールしやすいと考えているような気がした。私が教授と二人きりで議論すると、いつも自分の意思表示が叶えられないうちに、議論はいつのまにか教授の描いた顚末《てんまつ》に収束してしまうからだ。

しかし私には、同じ東洋人でも中国の留学生は異なる特徴を持っているように見えた。教授との議論の場面において、私が曖昧な笑みを浮かべて不服を覆い隠したのと裏腹に、彼らは公然と異議を唱えて持論を押し通した。

ラボの外でも、同様である。当時、もっとも聞きやすかった英語は、息子の学校の教師たちのそれだった。反対に全く無配慮であるか、あるいは確信犯的に最も聞き取りにくい英語を話したのは保険会社である。小さい子どもはよく熱を出す。小児科を受診するたびに、二回に一度はいわれのない保険請求が回ってきた。抗議の電話をするが、聞いて外国人とすぐわかる私の英語に対して、容赦ないまるで競馬中継のように早口の反論が放たれた。だから、ラボの電話で中国の留学生が保険会社の担当者へ猛然と抗議をしている場面を見たとき、爽やかな驚きと喝采の思いさえ感じたものだ。

人民服を着た人々が太極拳を踊る広場。おびただしい数の自転車が先を争うようにして埋め尽くす国道。真っ黒な農牛を引いて畑を耕す痩せ細った老人。日本が高度経済成長を前のめりになりながら走り続けていたころ、中国といわれてすぐに浮かんだイメージは、独裁する共産党に無言で耐える貧しい民の姿だった。渡米前に描いていた大陸の人々へのそんな印象が大きく覆《くつがえ》ったのは、あるテレビニュースを見ていたときだった。日本の大手証券会社が倒産し、社長が泣いて記者会見する場面がCNNで幾度となく放映された。渡米後まだまもなく、言葉の不自由さや自分の科学者としての自信が揺らいでいたころと重なって、母国を必要以上に悲観する言葉が私の口を衝《つ》いた。

そんな私を見ていて、大陸の友人たちが明るく、そして大きな声で言った。

「ITO《イト》、このまえの戦争に負けたときを思い出せ。TOKYO《トウキョウ》は焼け野原だったじゃないか。それが世界二位の経済大国にまで復活したんだ。株屋が一軒つぶれたくらいどうということはない」

「バイアス」という名のバイアス

留学中は、ヒトの検体を用いた実験には携わらなかった。どうしてかはわからない。教授が医者にはヒト検体を使うプロジェクトにはつかせず、それは基礎科学者にさせた。

教授は、常に実験条件を完全なコントロール下に置くことを意識していた。だから、実験に生じるあらゆるバイアスも徹底して排除しようとした。まさかとは思うが、疾患の知識を持った者がサンプルを扱うときに感じる臨床的直観さえも、バイアスと考えて遠ざけたのではあるまいか。いずれにせよ、与えられた大腸菌とプラスミドと培養細胞は、決して私に妄想着想を起こさせなかった。

同じ研究室で、患者の検体を扱ったアメリカ人のグループがいた。当時、日本ではまだ見たことのない遺伝子チップを使って、一〇〇人の患者のＤＮＡを混ぜ、健常者一〇〇人分の混ぜたＤＮＡと比較していた。そこには症例の個別の特徴はまったく顧みられることがない。だいたい、混ぜてしまうのだから個体の特徴をあえて消そうとしているように思えた。

いつもヘビーメタルを聴きながら実験をしているそのグループの研究員が、ガムを噛みながら解析スクリーンを私に見せた。

「ＩＴＯ《イト》、ここを見てみろよ。健常者にはないピークが患者群にはあるだろう?」

大きく波打った金髪のあいだからのぞいた真っ赤なヘッドフォンから、デイヴィッド・リー・ロスの skyscraper という曲が漏れて聞こえていた。スカイスクレイパー、空を削るもの、すなわち摩天楼である。

実験室の窓に寄りかかり、初夏の雲ひとつない青空に照らされたボルチモア湾を見下ろすと、狭い日本の実験室が思い出された。

「あなただけ」に啓示は宿る

被験者から同意を得て採血をしたあと、検体は匿名化される。症例の臨床情報は匿名化されたID番号とともに研究に活用される。若年発症か晩発性か、急性発症か潜行性で慢性経過だったか、服薬内容や特徴的な症状など、こういった臨床情報は重要な研究資料となる。

日本で実験していたときは、そういった臨床情報を知っていたからこそ、未熟さが原因だったかもしれない実験結果の不具合にでさえ、刺激臭を感じ取っていたのだと今にして思う。「なにかいつもと違う結果」に、その症例にしか見られないような特別な臨床的特徴があるのではないかと、妄想着想がかきたてられたのだ。

しかしそもそも、DNAとは単なる配列暗号にすぎないのだ。生きている人間が具体的に表現する特徴までたどり着いたとき、初めてその配列暗号は意味ある記号になる。つまり遺伝子変異は臨床像と照らさない限り、貴重な天からの啓示をあらわにしないのである。

しかし、ここアメリカのラボでは、個々の情報を緩衝するような実験がおこなわれていた。つまり、数を集めれば真実が見えるはずだと信じ切っているのである。そこではＤＮＡとは単なる配列暗号にすぎず、それだけでは記号の違いに終始してしまう。

「自分たちはあくまで統合失調症という集合体を相手にしているのであって、個別の患者を相手に研究をしているわけではないのだ」という発想に彼らは立っている。疾患全体に一貫する特徴を探し出そうとするその姿は、原理主義的とも、定理への徹底した志向性とも言い換えてよいのかもしれない。

しかしそれは、日本でおこなってきた私の行為――たとえば薬指に特徴のある患者だけに起きている特別な何かを探り当てようとすること――とは、まったく相容れない発想だった。

✪ まとめ

- 薬指の形と長さに珍しい特徴のある患者と出会った。これは、ある種の染色体異常が精神疾患と関連している現れではないかと考えた。
- 未熟さが原因だったかもしれない実験結果の不具合でさえ、その症例にしか見られないような特徴があるのではないかと、妄想着想といってよいような夢想をすることがあった。
- 研究を始めて八年目、アメリカへ留学。そこでは、当時、日本ではまだ見たことのない遺伝子チップを使って、一〇〇人の患者のDNAを混ぜ、健常者一〇〇人分の混ぜたDNAと比較していた。症例の個別の特徴はまったく顧みられることがなかった。

第2章 大規模研究の罠

統合失調症の遺伝子研究はなぜ熱を帯びるのか

ここに、イェール大の Matthew W. State という学者の調べた、遺伝子研究の件数のデータがある[1]（図1）。

統合失調症（■）の遺伝子研究の論文数は、自閉症（■）やトゥレット症候群（■）よりはるかに多い。しかも、一九八五年当時と比べて二〇〇八年まで右肩上がりに増えている。なぜ、これほどまでに統合失調症の遺伝子は研究されるのだろうか。その答えは、λs（ラムダ・エス）と呼ば

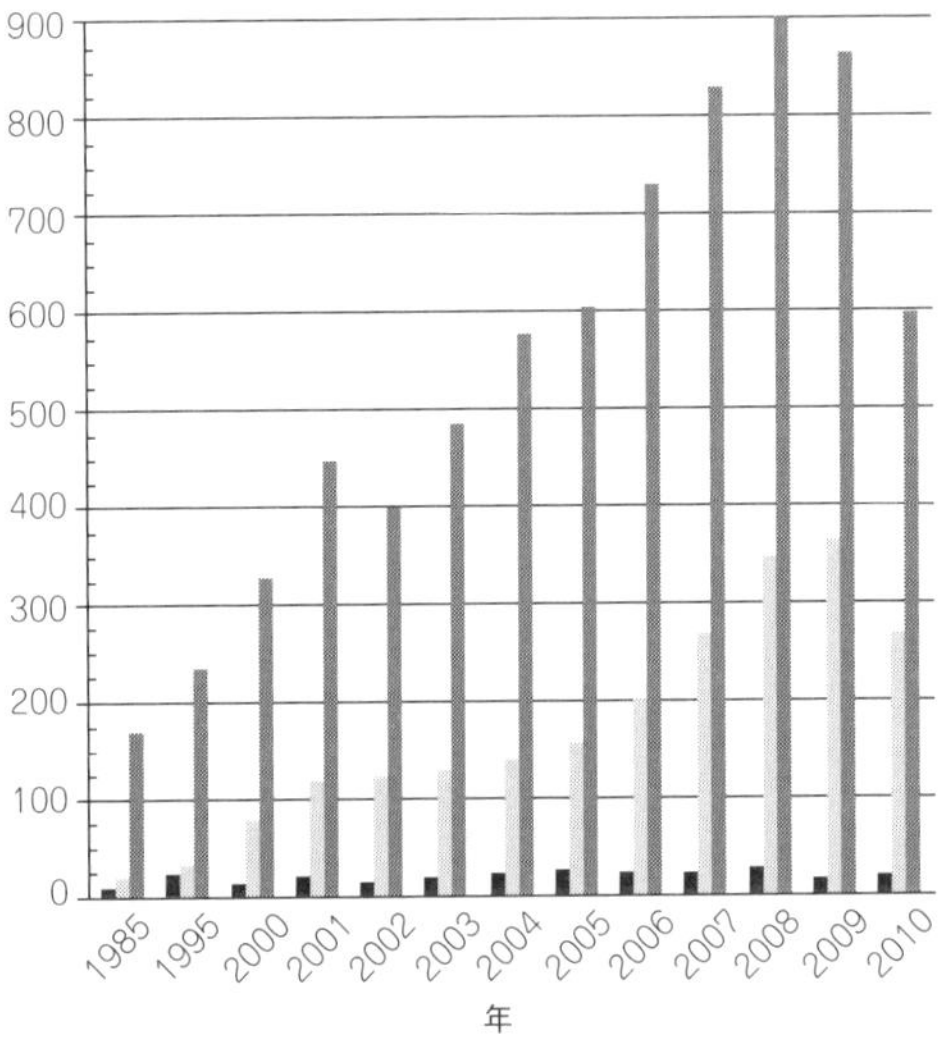

図１　遺伝子研究の論文数の年次推移
統合失調症（■）、自閉症（■）、トゥレット症候群（■）の遺伝子研究の発表論文数を表す。縦軸は編数、横軸は発表年。文献１より引用。

れる、聞きなれない遺伝統計用語を理解することで得られるかもしれない。

λｓは、「同胞対の疾患共有頻度」を「一般人口の疾患頻度」で割った値である（**図２**）。聞きなれない用語が並ぶので少し説明してみよう。たとえば、同胞（きょうだい＝兄弟・姉妹）のいる統合失調症の患者さんを一〇〇人集めてくる。一〇〇人の統合失調症患者に一〇〇人の弟や妹がいると想像してほしい。この一〇〇人の弟や妹のなかで統合失調症を発症した人が、たとえば一人であったとすれば、きょうだいがそろって統合失調症（疾患共有）になったのは一組である。すなわち「同胞対の疾患共有頻度」は一％と

λs（同胞相対危険）

$$\lambda s = \frac{\text{（同胞対の疾患共有頻度）}}{\text{（一般人口の疾患頻度）}}$$

λs=1　　遺伝要因なし

疾患	λs
高血圧	1.1〜1.7
肥満	1.3〜2.9
アルツハイマー病	4〜5
統合失調症	8.6

(Risch 1990)

図２　λｓと各種疾患
上段は算出方法、下段は各種疾患におけるλｓの数値。

なる。一方の統合失調症の「一般人口の疾患頻度」は、よく知られるように一％である。ではこの条件でλｓを算出してみよう。λｓは「同胞対の疾患共有頻度」（一％）を「一般人口の疾患頻度」（一％）で割った値であるから、１÷１で、λｓ＝１となるわけだ。

　λｓ＝１とは、遺伝要因がないことを意味する。なぜなら、きょうだいに統合失調症を持った人の発症頻度が、一般人口の発症頻度と同じだからである。きょうだいは同じ親から生まれているから、遺伝子の共有率が赤の他人よりは高い。遺伝性が少しでもあれば「同胞対の疾患共有頻度」は一般人口より高くなるはずである。

　以上は架空の例であるが、λｓとは大体どういうものかイメージしていただけただろうか。では、疾患ごとの実際のλｓの数値はどうなっているか。高血圧のλｓは一・一～一・七、肥満では一・三～二・九、アルツハイマー病では四~五という値が報告されている。

統合失調症はどうか。一九九〇年に Risch という学者が算出した値が有名で、λs = 8.6 なのである。つまり、高血圧やアルツハイマー病と比べると、遺伝要因がかなり関与すると考えられる。だからこそ、遺伝子を調べることが統合失調症の原因解明には近道であると信じられ、数多くの遺伝子研究の論文が発表されたわけである。

多型とメタ解析

次に、世界中で行われた統合失調症に関する遺伝子研究の結果を網羅した、SZGene(スキゾジーン)というデータベースを紹介したい[2](**図3**)。

二〇一一年十二月現在の状況だが、右端に一七二七論文、一〇〇八遺伝子、八七八八遺伝子多型《たけい》のデータを登録しているとうたっている。

「多型」とは耳慣れない言葉だが、遺伝子の個人差のことを指す。生物の身体は蛋白質《たんぱくしつ》でできていて、そのすべての蛋白質の合成暗号が遺伝子に書き込まれている。遺伝子が命の設計図と呼ばれるゆえんである。ところがこの設計図、必ずしも正確で四角四面なものではなく、適当に不完全な部分が含まれている。すなわち、人によって図面に部分的な誤差があるのだ。精密機器なら設計図

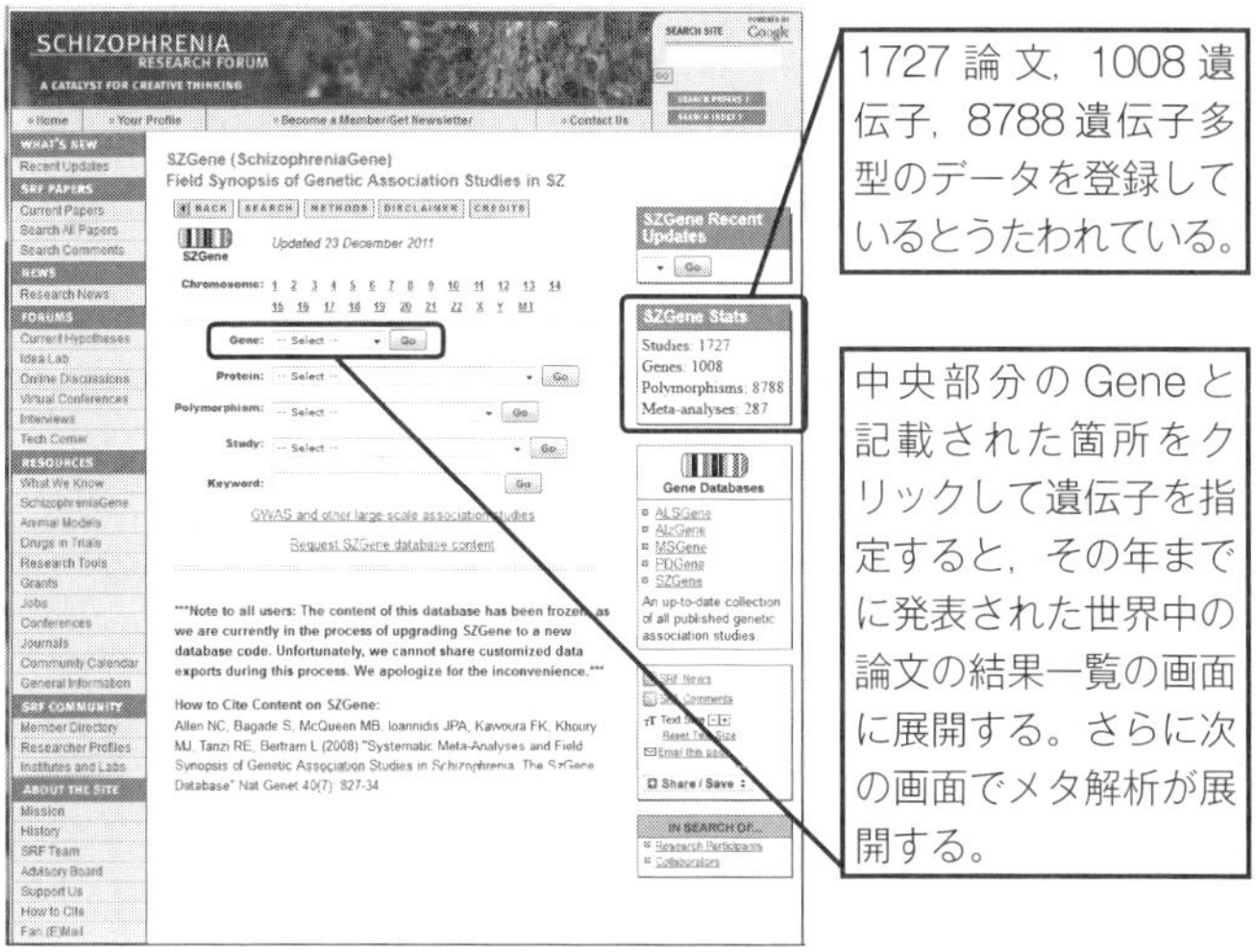

図３　遺伝子研究のデータベース SZGene
文献２より引用。

に誤差があっていいはずはないが、そこは神の仕業、わざと図面に遊びを持たせたらしい。

まあ神の意図は別にして、この多型のおかげで様々な個人差が生まれるわけだ。蛋白質はアミノ酸が数珠つなぎになってできているのだが、たとえば、人間のアルコールの分解酵素では、四八七番目のアミノ酸がグルタミン酸の人とリジンの人がいる。グルタミン酸だと酒が飲めるが、リジンだと下戸になる。同じように、身長の高い低い、髪の毛が癖毛か直毛か、そして病気にかかりやすさ等々も、遺伝子配列の個人差、すなわち多型のせいと考えられている。

さて、SZGeneにはメタ解析の結果も集録されている。メタ解析とは、複数の論文の結果を足し合わせて、研究者同士で結果が一致しないデータに決着をつける研究のことである。

遺伝子研究の論文一つひとつは、数百人の患者群と数百人の健常対照群を比較しているが、それまでに発表された論文をすべて足し合わせると患者群が数千と対照群が数千の比較が可能となる。これがメタ解析である。個々の論文にはバイアスがあるかもしれないが、全部を足し合わせることでバイアスを相殺し、かつ検体数が巨大となることで統計的な検出感度も上昇するというわけだ。

オッズ比一・五とλs＝8.6の矛盾

一般的に遺伝子の研究では、研究者によって多型の発症リスクを「肯定する結果」と「否定する結果」が拮抗することが多いが、メタ解析によってとりあえずの決着がつくと考えられている。ところが、先にあげたSZGeneのメタ解析を見る限り、ほぼすべての多型のオッズ比（発症の相対危険率）が一・五以下なのである。

オッズ比一・五ということは、リスクの遺伝子多型を持っていたとしても一・五倍程度しか発症危険率が上がらないということだ。つまり、一般人口一〇〇人に対する発症頻度は一人であるが、リスク多型を持った人一〇〇人集めても発症者は一・五人程度なのである。

これは変ではないか？　冒頭に紹介したλs ＝ 8.6という結果、すなわち統合失調症のきょうだいを一〇〇人集めると八・六人が発症している結果と乖離《かいり》しているのではないだろうか。

λs＝8.6という数値は、きょうだいに統合失調症がいると八倍統合失調症になりやすいことを示している。きょうだいは同じ親から生まれているから、同じ遺伝子を持っている確率が高い。つまり、発症したきょうだいの持っている遺伝子は八倍のリスクをもたらす計算になる。ところがSZGeneによれば、一〇〇八個の遺伝子の八七八八もの多型を研究しても、一・五倍程度のリスクの遺伝子しか見つからないのである。八倍のリスクをもたらす真の遺伝子は、まだ見つからずに隠れているだけなのだろうか？

「行方不明の遺伝」

二〇〇七年あたりまでの遺伝子研究は、特定の候補遺伝子、たとえばドーパミン受容体とかグルタミン酸受容体といった、ドーパミン仮説やグルタミン酸仮説から疑わしい遺伝子に的を絞って多型を解析していた。つまり、あやしい遺伝子をしらみつぶしに一つずつ調べていたのだ。

ところが遺伝子チップという技術が開発され、特定の遺伝子に的を絞らず、すべての遺伝子を対象にして五十万以上の多型をいっぺんに解析できるようになった。あたかも、虫眼鏡で地面を這いつくばって探し物をするのがばかばかしくなって、人工衛星から高感度写真をとってあとはスーパーコンピューターで一気に画像を分析して決着をつけてしまおうとするように。

二〇〇八年に、遺伝子チップを使った統合失調症の最初の論文が『ネイチャー（*Nature*）』誌に発表された。[3] 世界中の研究者が度肝を抜かれたのは、その検体数だ。統合失調症一四三三例、健常者の対照三万三二五〇例である。しかもここで出た結果を確認するために、さらに別の統合失調症三二八五例、対照七九五一例を解析していた。この論文を皮切りに、千単位、万単位の大規模サンプルを用いた遺伝子チップの論文が世界中を席巻するようになった。

ところがなんと、これらの大規模研究の結果同定された遺伝子多型も、オッズ比は一・五前後のものばかりだったのだ！

つまり、$\lambda s = 8.6$ との矛盾は解決できなかったわけだ。虫眼鏡でだめだったものは、人工衛星とスーパーコンピューターを使ってもだめだったのである。これは世界でも missing heritability（行方不明の遺伝）と呼ばれ、統合失調症のミステリーとされている。

そもそも一つの疾患なのか？

ここまで、きょうだいが統合失調症だと八倍リスクがあがるとされながら、どんな手を用いても一・五倍程度のリスク遺伝子しか出てこなかったという話をしてきた。その謎を解くために世界中の科学者が血眼になって試験管を振っている。もっと大規模にすれば何がしかの結果が出てくるのかもしれないが、ここで私たちは少し視点を変えて、統合失調症の診断基準を振り返ってみよう。

米国診断基準のＤＳＭ‐Ⅳ‐ＴＲでは（１）妄想、（２）幻覚、（３）まとまりのない会話、（４）ひどくまとまりのないまたは緊張病性行動、（５）陰性症状、の五つのうち二つを六か月以上持続し、社会的機能低下を伴ったら統合失調症と診断すると定義されている。

しかし、ここにあげられた所見は、さまざまな身体疾患でも認められるものである。膠原病《こうげんびょう》でも幻覚は起きるし、脳腫瘍《のうしゅよう》でも被害妄想が生じることがある。ドラッグでも幻覚は発生する。そして、ステロイドを服用して膠原病が治ると幻覚は消える。外科的に脳腫瘍を取り除けば被害妄想も治る。たとえ薬物依存や身体疾患を除外したとしても、上記の診断基準を満たした疾患が、単一な原因から生じている保証はどこにもない。つまり、膠原病が脳に炎症を与えても、脳腫瘍が物理的に脳を圧迫しても、ドラッグが脳を満たしても、幻覚妄想は起きるのである。

言い換えれば、幻覚妄想状態に一定の決まった脳内経路はないのである。さまざまな原因で脳は幻覚妄想状態になりうる。だから、幻覚妄想を切り口にして研究してもさまざまな原因がごちゃまぜになった症候群を扱っている可能性があることに注意が必要なのだ。研究者によって実験結果が異なるのは、調査した被験者に含まれる複数の原因のブレンド具合が調査ごとに同じである保証がないからである。

ＤＮＡを混ぜるからダメなのではないか？

近年の大規模サンプルを用いた全ゲノム解析のゴールドラッシュを見ていると、デイヴィッド・リー・ロスが叫ぶように歌う「スカイスクレイパー（摩天楼）」のメロディが聞こえてくるような気がする。ボルチモア湾に浮かぶラボで同僚が真っ赤なヘッドフォンで聴いていた、あの曲である。

子どものころあこがれたエンパイヤステートビルは、手の届かない豊かさの象徴だった。その豊かな国へやっと渡ることがかない、ボルチモアの研究室で出あったものは、なんとも単純明快にしてあっけらかんとした工夫のない考え方だった。ＤＮＡを混ぜてしまおうという発想、単一の原因ですべてを説明できるはずだという原理主義的確信……。目もくらむような検体数ですべてのゲノムを一気に解析しようというのは、あたかも虫眼鏡がだめなら人工衛星をという発想でしかない。

日本の実験室で私が検体を扱うとき、いつも手の中にあるＤＮＡに対して、それを提供してくれた持ち主への想いが重なった。ＤＮＡは貴重な検体であり、被験者からの祈るような願いが込められている。だから実験中はいつも、検体を敬うような気持ちでていねいに扱ったものだ。一〇〇人のＤＮＡを混ぜるなどという実験は思いつかないし、思いついたとしても緻密な裏づけを自分のなかに探すだろう。

このように、欧米型のビッグサイエンスと日本型の個別差に目を配る零細研究の違いに思いをはせていると、私にはある疑いが浮かんでくるのだ。

――低いオッズ比しか発見できないのは、個別の特徴を相殺・緩衝するような研究をしているからではないだろうか？

――原因が異なるものを全部足し合わせたら、薄められた結果しか得られないのではないだろうか？

ある決心

一九九八年の初夏の青空に照らされたボルチモア湾のまぶしさを思い出す。一〇〇人分のＤＮＡを混ぜた遺伝子チップの解析画面を見せられたときのことだ。やるせないような気持ちで超えがたい発想の壁のようなものを感じて、港を行き交う帆船の軌跡に目をやりながら、あこがれた豊かさの印象が期待とずいぶん違ったものだとため息をついた。

ボルチモアと日本の実験室の有様を交互に思い返していたら、突如、決心にも似た研究意欲がわいてきた。狭い日本の実験室で東北の患者を想いながら、この症例だけにあるはずの特別な何かを探す研究。そんな個体差を重視する研究こそが、統合失調症の複数ある原因の一つを発見できる研究ではないか。

それですべてを説明できなくても、一向に構わない。統合失調症はさまざまな原因が混在する巨大な症候群であり、その一角さえを解明できれば、比較的均一で小さな集団を単離できるのではないだろうか。その小集団を解明できてから、次の一角にとりかかればよい。

こうした作業を地道に根気強く続けていけば、やがて、統合失調症は七〜一〇個の原因から成り立つ症候群として、いったんは解体されてしまうであろう。さらに研究を進めていけば、それらの間に再び共通項が見えてくるような気がしてならない。

十九世紀末、混沌としていた精神疾患概念を、統合失調症と気分障害に二分類する名案を提言したのは、ドイツの精神科医エミール・クレペリンであった。彼が打ち立てた二大精神疾患の概念は、小さな疾患単位が乱立した混迷から脱却して近代精神医学が展開するきっかけをもたらした。一二〇年たった今、いったん解体された統合失調症がやがて再び統合され、クレペリンの偉大さを証明する結果にたどりつくかもしれない。

いずれにせよ一〇〇例で検出できないリスク遺伝子は、二万例でも検出できるとは到底思えないのである。むしろ個別の症例に立ち返る研究こそが、統合失調症という混沌とした症候群を解明するためには必要なのだ。そうした発想のほうが、草木や岩山にも神が宿ると信じた祖先を持つ私のような人間には、むしろ自然だったのである。

★まとめ

- 「多型《たけい》」とは、遺伝子の個体差のこと。この多型のために体質にも個人差が生まれる。例えば髪質、身長が高い・低いなど。
- きょうだいが統合失調症だと八倍リスクがあるとされる（$\lambda_s=8.6$、つまり統合失調症のきょうだいを一〇〇人集めると八・六人が発症している）。一方、メタ解析や大規模研究の結果、一・五倍程度のリスク遺伝子しか出てこなかった（多型のオッズ比一・五、つまりリスク多型をもった人一〇〇人を集めても発症者は一・五人程度）。この謎はいまも残されている。
- 低いオッズ比しか発見できないのは、原因が異なるものを足し合わせて薄められた結果しか得られないからでは？　個別の症例に立ち返る研究こそ、解明の鍵！

コラム

臨床家がなぜ研究をするようになったのか

昭和が終わるころ

いつのまにかあれから四半世紀が過ぎようとしている。医者になろうとしていたころのことである。医学部は六年生に進むと階段教室での講義はほとんどなくなり、すべての科の病棟や外来を回る臨床実習が中心となる。買ったばかりの聴診器の重みを確かめながら白衣に袖を通してみると、長かった学生生活が終わろうとしていることを意識するからだろうか。高揚感で不安を覆い隠したかのような神妙な顔ができあがる。臨床実習が終わりにさしかかる夏休み前から、卒業試験が始まった。週二～三日のペースですべての科の試験が年末まで続く。図書館と下宿と試験場の三点移動を律儀に繰り返すうちに、いつの間にか紅葉は散り木枯らしが吹き始めていた。

下宿のFMラジオからは、昭和天皇の血圧や輸血量の報道が連日流れていた。アナウンサーの感情を押し殺した沈痛な口調は、翌年三月に控えた医師国家試験へも備えながら卒業試験を淡々と消化する日常と奇妙なまでに調和した。すべての娯楽番組は自粛され、粛然とした時が静かに流れていた。六年間の学生生活の終盤で送った禁欲的な数か月を思い起こすとき、国全体が息をひそめるかのようにして過ごした、あの凍えるような冬の静けさがよみがえる。

今のような臨床研修制度(注1)がまだなかった時代のことである。卒業前に何科の医師になるのか決めなければならない。長年抱いてきた外科への魅力が断ち切れぬまま、自分の適性と能力が内科系でしかない現実を納得しようと自問自答していた。そんな葛藤をかかえたまま、学生生活と昭和が同時に終わろうとしている位相の偶然を、どこか遠い出来事のように感じていた。

年が明けて崩御の知らせがあり、ほどなく新しい年号が発表された。そして平成になって初めて発行された医師免許証を受け取った。「医師法により医師の免許をあたえる」と記された大ぶりの免許証には、厚生大臣小泉純一郎と毛筆で署名されていた。

当時の研修制度ではマッチングなどはまだなく、多くの医学生は卒業後に母校の大学病院で研修を受けた。そんななか、私は少数派の選択肢を選んだ。すなわち、地方の私立医大を卒業後、母校を出て都心の国立大学の精神科へ入局した。その医局を選んだのは、生物学的研究を活発に行っていたことが理由のひとつだった。もうひとつは、当時はまだ一般的ではなかった入局試験を行っていて、自大学の希望者を振り落としてでも他大学からの入局者を採用していたからだ。

不均一な斜め社会

大学紛争後、大学病院の精神科では教授を頂点とする医局講座制度を批判して、医局を自主管理するところが見られた。その後二十年かけて教授の管理下に戻った医局がほとんどだったが、私が研修を受けた医局では「精神科医の会」という自治組織による医局運営が続けられていた。

当時、多くの大学病院では、医局員の半分以上が学位を持っていた。そして、医局で行われるすべての研究は教授の専門と一致した。なぜなら、学位論文のために研究を指導してくれる上級医の人事において、教授が専門とする研究を行うような布陣が敷かれたからである。そのため医局とは均質性を誓い合った堅固な縦社会を形成した。しかし、私たちの医局では助手の

（注1）かつては、医学部を卒業して医師国家試験に合格すると、すぐに自分の進む科を決めて入局していた。二〇〇四年から新しい臨床研修制度が始まり、現在のように卒後二年は特定の科に入局せず、複数の科をローテーションする研修が義務づけられた。

人事権が教授にはなく、精神科医の会で行われる選挙で決められた。総会の日には、医局の正会員以外に賛助会員である関連病院に勤める医師や開業医など一〇〇名近くが集まって、侃々《かんかん》諤々《がくがく》の討論ののち投票が行われた。六名の助手は、二名ずつ精神病理学、神経化学、神経生理学グループ出身者に均等に割り当てられていた。その均衡は長年崩れたことがない。たとえば精神病理学グループの助手が栄転などで欠員となると、特に誰かが調整したわけでもないのに、立候補者の中から精神病理学グループ出身者に票が集まって当選した。

だから、教授が退官して新しい教授に交代しても、医局では三つの研究グループが安定して研究を続けられた。それぞれのグループで定期的に研究会が開催され、学内では散発的に勉強会が設けられた。そうした研究会の敷居は低く、特段出欠をとるわけでもない。ひやかしも歓迎されていたので、研修医は研究会を自由に覗《のぞ》くことができた。そのため、医局での生活は堅固な縦社会とは無縁な祝祭的流動性に満ちていた。これは医局出身者の将来の視野を複眼的に育くんでいたような気がする。

たとえば、私は神経化学グループに所属したが、研修医のときには精神病理学グループや神経生理学グループの研究会も覗き見した経験がある。精神療法の勉強会に出席したとき、症例がつぶさに理解され回復の過程の必然が明らかにされていくさまを目にしたときの感動をいまだに忘れられない。だからこそ、医局内では「遺伝子家」と見られていた私のような基礎科学者でさえ、分子や生化学で解明される次元で精神疾患を理解しようとするとき、謙虚と慎重を自らに課そうとするのではないだろうか。また、神経生理学グループの研究会で眼球運動装置の話を初めて聞いたときの驚きが、十数年後に遺伝子型と眼球運動の関連を調べる共同研究へと発展させたのだ。つまり、均質性を誓い合う縦社会であるはずの医局制度にあって、私たちの医局では斜めや横のつながりが容易に生まれ、不均一な視点が保障される自由が築かれていたのだ。

魚河岸と大道芸のような……

教授回診というと、テレビドラマ「白い巨塔」を思い浮かべる人は少なくないと思う。学生実習で様々な科を回ったとき、確かにドラマさながらの大名行列を目にしたこともあった。しかし、私たちの医局で行われた教授回診では、医者は病室を回らない。大きな会議室に集合し、ロの字に組まれたテーブルに医局員は着席した。その周囲、壁際に並べられた椅子に医学生、看護学生などが座ってロの字席を取り囲む。まず、研修医が担当症例の前回の回診からの経過をプレゼンする。短い質疑のあと、患者さんが会議室へ招き入れられ教授の席の近くへ着座する。教授と患者の間で問診があり、ときにハンマーを使って教授が神経所見をとったりもした。患者が退室すると、教授からコメントが述べられ、口の字席の上級医たちからも次々と意見が続いた。担当研修医は、素早くカルテにそれらを書き写す。担当でない他の研修医たちも、そうした上級医や教授のやりとりをメモする者が多かった。私は、精神病理学グループの上級医が難解な現象学の概念を語りドイツ語も多用したので、ドイツ語の辞書と精神医学事典をいつも持ち込んでいた。そんな回診は大名行列とは似ても似つかない。まるで、セリでにぎわう魚河岸で大道芸を見ながら弦楽四重奏を聴いているような気分だった。

　私が入局した年、融道男《とおるみちお》先生が教授として着任された。融先生は、統合失調症の死後脳研究では世界的泰斗《たいと》で、私たちの医局で講師まで務められたのち国立研究所で十年以上生化学の研究をされた経歴の持ち主だった。国立研究所時代も、週一日は外来診療をされていた。だから、教授の中では神経化学と臨床医学が精緻に調和していた。教授は回診場面で、神経伝達物質をあげて患者の症状や経過との関連をコメントされることがしばしばみられた。研修医の処方に対するアドバイスでは、神経化学の最新の論文を引用されることもある。また、長年の臨床経験を引き合いに出され、抗精神病薬の受容体特性とからめて説明されることもあった。だから、研修医は理論的に、そして化学的観点から処方を変更した。そして、次の回診で私は同期の研修医たちの担当患者が見違えるほど回復しているのを目にして、息をのむことが何度もあった。

答えはすべて患者さんのなかにある

私は大学病院での二年の研修を終えると、東北の精神科病院の常勤医になった。教授の勧めで週四日病院に勤め、二日は地方大学の基礎研究室で試験管を振る生活を始めた。そこでは統合失調症患者さんのDNAを使って、ドーパミン受容体の遺伝子を読む研究をしていた。研究を始めて三年目のこと。私は受容体遺伝子に変異を見つけた。それは、世界のどこの論文にも発表されたことがない変異だった。

発見を報告するために、実験室から東京の教授へ電話をかけた。高揚する気持ちを抑え切れないまま、教授に変異発見の報告をしたときのことである。教授は良かったねとも、おめでとうとも言わなかった。ただ、「答えはすべて患者さんのなかにある」と述べられた。変異が統合失調症と関連するかどうかは、統計学の問題である。一〇〇を超える検体を調べる作業がこれから始まるとして、まずは変異を持った患者さんに会ってみるべきだろう。なぜなら、君は臨床家だからだ。変異が病気と無関係なのか、それとも関連するのか。その答えは君が患者さんをじかに診察したときに得られるはずだ。そんなことを教授は述べられた。

教授のなかで矛盾なく融合していた神経化学と臨床医学を、そのときほど実感を伴って強く理解したことはなかった。そして、その後の私の臨床診療でも、教授が達成された科学と臨床の絶妙な調和をめざすようになった。

第3章 臨床的な、あまりに臨床的な

都立病院の医師との交流

私が勤務する東京都医学総合研究所と都立松沢病院はフェンス一枚で隣り合っている。くぐり戸を開けて、私たち研究員と松沢病院の医師や看護師は互いに行き来している。病院の職員は研究所へ来て図書室で文献を調べたり、研究員に臨床研究の相談をしたりしている。なかには研究所から研修生という身分を得て、多忙な臨床の合間をぬって研究室で実験をする医師もいる。

十年近く前のことである。古田愛作先生という医師が、私たちのラボの研修生になられた。病棟勤務が始まる前の早朝や外来を終えた夜など、研究室へ顔を出し、実験をするようになった。西日本の国立大学を卒業されて七〜八年目という。瀬戸内を望む母校の基礎研究室で、深夜まで実験に熱中したという話を彼からしばしば聞いた。精神科のトレーニングも積み、非常勤で臨床業務にも就いていた。基礎教室の教授が定年退官されたのを機に母校を離れ、上京して松沢病院の精神科へ異動してきたのだ。

古田先生は、夕方にふらりと研究室へ顔を見せると、しばらく私たちと雑談をした。その日の病棟で苦労した症例の話だったり、母校での思い出話だったり、特段、形式張った内容だったわけではない。病院内での珍事件を持ってきて、私と二人で腹を抱えて大笑いしたこともあった。

そうしたとりとめもない雑談をかわしているうちに、徐々に古田先生の表情が臨床モードから基礎研究のモードへ転換してくる。古田先生は「さてと……」とつぶやくと、研究室を出て実験室へと向かった。数時間たって私が帰り際に実験室をのぞくと、機器類に囲まれた狭い実験スペースで、長身の古田先生が背を丸めてエッペンチューブに試薬を混ぜていた。その背中を見ていると、かつて東北の病院と地方大学の基礎研究室を掛け持ちしていたころの自分が思い起こされた。遠心機や震盪機《しんとうき》の騒音のなかで、古田先生のあたりだけ静寂な気配が満ちていた。

ある朝のこと、前の晩に仕掛けておいた化学反応の結果を確認するため、古田先生が実験室で電気泳動をしていた。先生は私に気づくと、実験用のゴム手袋をはずしながら、ある症例の話を始めた。

先月、統合失調症の姉妹が入院された。貴重な症例であり、研究に協力してもらってはどうか。両親はすでに他界され、叔母が後見人をされているが、今日、面会に来られる。あいにく自分は外来があって面会の時間に身体があかない。ぜひ会ってみてはどうか――。

私は古田先生に礼を述べ、午後、病院へ出かけることにした。(注2)

ある夏の日の出会い

件《くだん》の姉妹に叔母が面会する時刻より早く、私は病棟へ向かった。まず姉が入院している病棟へ行き、担当医に事情を話した。担当医は黙って私の話を聞いていたが、まずは診察してから考えてみ

(注2)　東京都の医学研究所は、二〇一一年三月、四十年の歴史に終止符を打って閉鎖された。都は三つの医学研究所を、それぞれ三つの都立病院の敷地内に持っていた。それがすべて閉鎖され、都立松沢病院の隣へ統合移転された。統合されるまで、私たちは精神医学総合研究所（精神研）という松沢病院の敷地内の研究所で研究をしていた。精神研は病院の敷地内だったので、研究室からも電話は内線番号で病院と通じた。古田先生のポケベルは、精神研で実験中でもよく鳴った。研究室から病棟までは、渡り廊下を伝って雨に濡れることもなく行くことができた。

てはどうかといったことを口にされた。

病室へ向かい、姉に向かって担当医が私を紹介した。ところが彼女は担当医の言葉を聞く様子がまったくない。私も自己紹介し挨拶《あいさつ》をしてみたが、一方的に厳しい口調で何かを語り続けている。内容はよく理解できなかったが、自分には卓越した超能力があって、それを授けてくれる第三者と交信しているのだから邪魔しないでほしいといった文脈だった。唾《つば》を飛ばしながらまくし立てるような話しぶりは途切れることがない。少しこちらの話を聞いてくれないかと言ってみたが、まったく無視して理解不能な自説を滔々《とうとう》と述べ続けた。

担当医は曇りがちな表情で病室を出ると、歩きながら私に説明した。こうした疎通がとれない状態が長く続いており、さまざまな抗精神病薬を極量まで使用しているが、奏功する兆しがないのだということ。

ひとまずは治療が最優先である。容態が改善するまで研究協力の申し出は諦めることにした。

次に、妹が入院している病棟を訪ねた。さきほどの姉とは別の担当医は、やはり本人を診察してから考えてみるように私に勧めた。

病室を訪ねると、六人部屋のいちばん奥で、入口に背を向けて窓のほうを向いてベッドに腰掛けていた。担当医が私を紹介したあと、私も自己紹介をしてから挨拶をした。十代で発症してから入退院を繰り返している。社会的な経験と人格の成長に必要な時計が、発症した時点のまま止まっているのだろうか、聞いていた年齢よりずっと若く見えた。無造作に伸びた髪は光沢なくほつれ、長いあいだ櫛《くし》を通したことがない様子がうかがえた。陽に当たるがことがめったにないのだろう。蒼白な顔貌《がんぼう》に静脈が透けて見えた。眉間あたりに、かすかだが神経質そうな皺《しわ》を縦に寄せていた。

窓の外に視線を向けてはいるが、何かを見ている様子はなく、焦点が定まっていない。姉同様に、担当医と私の言葉を聞いている気配がない。というより、そこに私たちが存在していることさえ、まったく意識にないという様子である。

病院は六万坪といわれる広大な敷地に立地し、高い丈の樹林が鬱蒼《うつそう》と茂る深い森に囲まれている。真夏の強い日差しが、暗い緑の合間からこぼれて窓から差し込み、妹の頬から左目あたりを揺らめきながら照らしていた。

耳を覆いたくなるほどの蝉《せみ》の鳴き声も、さざ波のように目のあたりに注ぐ日射しのまぶしさも、彼女は意に介する気配さえない。まるで意識はどこか遠い空間に置き忘れ去られ、ここには魂の抜けた空虚な身体だけが忽然と現れているかのように思えた。

病室を出ると担当医に、当番日に妹を診察させてもらえないだろうかと依頼した。私は毎週決まった曜日に病棟の診療をお手伝いさせていただいている。担当病棟はちょうど研究所の隣だ、と。

担当医は、いっこうに構わないと言われた。薬をいろいろ調整しているが、あの状態のままびくとも変化がない。むしろ自分は臨床経験がまだ浅い。経験年数が倍以上ある私に、何か提案があれば治療上のアドバイスをもらいたいと述べた。

石像が歩いた！

約束の時間より少し早めに、姉妹の叔母は姪たちに面会に来られた。担当医から紹介された私は、事情を説明し、研究に協力していただけないかと申し出た。

叔母は姪たちに会った直後ということもあってか、いくぶん肩を落としてはいたものの、ぜひ研究をしてほしいと言われた。姪たちはいつ会ってもよくない状態が続いている。彼女たちに一日も早く回復してほしい。兄夫婦は病没したが、姪たちの行く末を最後まで案じながらこの世を去った。万が一、姪たちの改善が難しいとしても、同じ病気の人たちが治る手立てが少しでも解明できるのであれば、姪たちを研究に役立ててもらいたい。

叔母は、大きな会社を経営していると聞いた。私と対面している間にも、たびたび携帯が鳴り、電話で何か経営上の指示を出していた。姪たちの面影をどこかに残す叔母から命の活力のほとばしりのようなものを感じると、さっき診てきた姪たちの魂の荒廃がいっそう際立って感じられた。私は丁寧に礼を述べ、必要な書類を渡し、研究の説明と代諾者の同意署名をいただいた。

それからというもの、毎週の病棟当番日になると、私は妹の病室を訪れた。いつ訪れても、ベッドの同じ位置に同じ向きで同じ姿勢のまま座っていた。まるで、何年も前からそこにそのまま置き忘れられ、誰にも顧みられることなく風化を待っているだけの石像のように。

私は一呼吸おいてから病室へ入り、挨拶をして話しかける。しかし彼女の瞳に私は映っていない。意識も私をとらえている気配はなく、無言のまま時が過ぎ去るだけだ。

ある日のこと、思い切って隣へ腰掛けてもよいかと問いかけてみた。私の声は、身の置き場を失いそうなくらい深い静寂のなかへと拡散していくだけだった。ぎこちない姿勢のまま、私は窓のほうを向き彼女の脇へ腰掛けてみた。ベッドが私の重みで沈む。その動きに合わせるかのように彼女は無言ですっと立ち上がり、病室から音もなく出て行ってしまった。

同じ姿勢で同じ場所で彫像のように座っている姿をあまりに見慣れていただけに、彼女が歩く姿に感動に近い心のざわめきさえ感じた。彼女が歩くのを初めて見た驚きと、疎通の難しさを痛感した落胆が同時に去来した。

瞳に私は映っているか？

事態は進展がないままに、季節だけが巡っていった。アブラゼミの声に代わってコオロギの鈴音が病棟に響くようになり、森の緑が色づき始めた。

いつもの当番日に病室を訪れると、受け持ちナースが、妹に真剣な口調でなにか語りかけているところだった。昨夜から発熱しており、担当医から感冒薬が処方されたが、頑として飲まないのだという。どうして飲みたくないのか訊ねてみるが、ナースが勧める感冒薬を無言で手で押し戻すのみで返答はない。

ナースは十分に根気強く説得を続けていた。だいぶ時間が過ぎ、私もナースも限界かなと思い始めたころである。ナースが妹の口元へ感冒薬を含ませようと近づけたときだった。

「やめて」

はっきりとした口調で、きっぱりと拒否の言葉を発した。初めて聞く彼女の声は、容貌と同じく年齢よりかなり若くて、しかも凛《りん》とした印象さえ与えた。その瞬間だけ空虚な身体に魂が戻ってきたような気がした。

私は彼女の目線に合うように体をかがめ、発熱があり服薬が必要であることを説明したが何も反応がない。ただ、気のせいか瞳に私が映っているような気がしたのだ。身体診察を申し出てみるが返事がない。意を決して、そっと手をとって脈を診ると、黙って手を掲げられるままにしていた。たしかに発熱しており手がかなり熱い。脈も一分間に一〇〇回近くある。顎下《がっか》リンパ節を触診するが、特に拒絶されなかった。聴診してもよいかと問うたが、黙ったまま私の顔に視線を向けていた。静かに聴診器を胸に当てると、清明な呼吸音と雑音のない早い心拍が聞こえた。

彼女の眼を覗《のぞ》きこみながら説明をしてみる。幸い、肺に強い炎症はまだ及んでいない様子だ。ただ熱はあり、脈拍も早く、消耗を抑える意味でも、服薬をしたほうがいい。

私はナースが手にしていた感冒薬を受け取ると、もう一度彼女の口元へ運ぼうとした。すると、小さく顔をしかめて「毒」とつぶやいた。

再び声を聞いてはっとしたが、気を取り直し、私は説得を続けた。この薬に毒が混ぜられている気がするのだろうか。病院は完全な管理下にあって、毒を入れるような機会はまったくない。ただ、どうしてもこの白い粉がそう感じられて仕方ないなら、別の薬を処方しなおしても構わない。

私は彼女の眼を見て語ったが、瞳に映る私自身へ自問自答したかのように何の反応もない。彼女はやはり何も聞いていなかったのだろうか。

病室を出て、担当ナースと相談した。いま処方されている散剤とほぼ同じ成分で、解熱効果のある錠剤がある。散剤は薬局へ返却して、新しい錠剤を処方してみるけれどどうだろう。担当ナースは、それに期待したいと答えた。新しい処方箋を発行し、しばらくして錠剤が届いた。担当ナースがそれを持って病室へ向かう後ろ姿を見送った。やがて彼女は戻ってきたが、行くときより足取りが軽いような気がした。彼女はにこやかな表情で私に向かって「はい」と空の薬袋を差し出して見せた。

無言のサイン

この日を境に、大筋では何かが変わったとはとても言えなかったものの、何がしかが彼女のなかで生じているような気がした。

たとえばある日のこと。再び意を決して、隣に腰掛けていいかと問いかけてみた。彼女の褐色がかった瞳は依然として動きなく遠くを見ているようだったが、前回と同じく、私の姿を映しているようには感じられた。返事はないままだったが、深呼吸してから隣にゆっくりと腰をおろしてみた。私の重みでベッドがきしむ音をたてながらかすかに沈んだが、今度は彼女は立ち去ることなく私と並んで窓を眺めていた。

とはいえ、相変わらず疎通は不良だったし、視線も表情も反応性に乏しく、ぎこちない診察が続けられた。研究者らしからぬ非科学的な感想だが、それでも彼女の身体の空虚感が徐々に薄らいで、存在感を持ってそこに立ち現れてきたような気も、たしかにしていた。

その数日後、私はついに、同意書と研究の説明文を持って彼女を訪ねた。自分は研究をしているのだけれど、研究のために血液をいただけないだろうかと言葉をかけた。

いつものように、窓の外に視線を向けてまったく動きがない。それでも隣に腰掛けて研究の概要について説明を続けると、この日も立ち去ることなく並んで腰掛けていた。そして、眼差しこそ今日も窓の外に向けられてはいたが、今日はなぜか私の言葉を聞いているのではないかと思えた。それは根拠のない直観でしかないのかもしれないが、どこか遠くに置き去られていたはずの彼女の意識が、隣で息づいている気配さえ感じた。

私は何度も同意説明書から顔を上げ、彼女の耳を見上げては説明を続けた。いつ押し戻されても構わないように心の重心を低く保ちながら、私はおずおずと同意書を差し出した。

彼女は黙ってそれを受け取った。

もし研究の内容が理解できて協力してもいいと思われるなら、サインをもらえないだろうか。

彼女の眼が、初めて窓から手元へ向けられていることに気づき、胸が高鳴った。

私は署名箇所をそっと指してペンを渡した。

無言のまま彼女は、名前を大きな字で書き記した。

採取したばかりの血液の入ったクーラーボックスを持って、私は小走りに渡り廊下を研究室へと向かった。すれ違う看護師たちが振り返っていたから、よほど上気した顔つきをしていたのかもしれない。誰にでもいいから、今の気持ちを話したくて仕方なかった。

研究棟が見えてくると思わず全力疾走になった。

森の葉がすっかり落ち、夕焼けに紅く染まった冬空に、ムサシノケヤキの梢が高く影絵のように切り立っていた。白い息を吐きながら、研究室に戻ると古田先生が実験をされていた。

「先生、ありがとう！　ようやく例の妹さんから採血できましたよ‼」

息を切らしながら報告すると、古田先生がにこやかな顔を上げ、ゴム手袋をはずすと私と握手し、「やっと研究が始められますね」と応えてくれた。

ホヤの研究者からの提案

二〇〇五年、一流科学雑誌『ネイチャー（*Nature*）』に「グリオキサラーゼ１」という酵素がマウスの不安と関連するという論文が発表された。私たちは隣のラボのメンバーたちと集まって、毎週水曜の朝に勉強会を開いて、英語論文を当番制で紹介していた。その日は、隣のラボの責任者が当番で、この論文を紹介した。

遺伝子は生まれてから死ぬまで、癌《がん》や白血病にでもならない限り基本的に変わらない。たとえば性ホルモンである男性ホルモンの遺伝子は、生まれたときからずっと変わることなく持っている。ただ、遺伝子の命令で造られる蛋白質《たんぱくしつ》は、年齢や環境によって変化する。男性ホルモンの遺伝子の例を続ければ、ホルモン合成の指令をしばらくは控えているが、第二次性徴期になるとスイッチが入り、遺伝子は男性ホルモンを積極的につくらせるようになるわけだ。すると男児には髭《ひげ》が生えてきたり、夢精が始まったりする。

マウスは血統によって、グリオキサラーゼ1（GLO1）遺伝子自体は同じでも、グリオキサラーゼ1蛋白の量が異なる。あるいは、血統によって遺伝子が重複していて、グリオキサラーゼ1蛋白が倍量つくられていたりする。『ネイチャー』論文によれば、マウスを用いて不安と相関すると考えられる行動テストを血統ごとにおこなったところ、血統間で不安行動が著しく異なった。しかも、この不安の行動量がグリオキサラーゼ1の蛋白量と相関したという。

生物は酸素を吸って生きている。酸素に触れると鉄が錆《さ》びるように、生体内でも酸素は臓器を錆びさせたり傷つけたりする。この毒性のことを「酸化ストレス」という。実はグリオキサラーゼ1は酸化ストレスの解毒酵素なのだ。したがって、二〇〇五年のこの『ネイチャー』の論文は、酸化ストレスが不安と関連することを示唆したと考えられた。

勉強会が終わるとすぐに、新井誠研究員が論文を手に持って私のもとへやって来た。「グリオキサラーゼ1の遺伝子解析を、ぜひ統合失調症でやってみましょう」と目を輝かせている。

当時、彼は私のラボのただ一人の研究員だった。彼以外には研究補助の女性が一人と秘書一名しかいない。新井研究員は、二〇〇二年に理工系の大学院を卒業したばかりで私のラボへ採用された。大学院時代のテーマは、ホヤの免疫機構の解明である。

彼からグリオキサラーゼ1を統合失調症の候補遺伝子としようと提案されたとき、初めはあまり気が進まなかった。「不安」は広くさまざまな精神疾患で共通する症状であり、統合失調症に特異性は低いと考えていたからだ。しかし、私は彼の提案へゴーサインを出した。

サイエンスは、多様性が担保された環境において最も進展する。彼は、私のラボへ来るまでホヤの基礎研究をしており臨床家ではない。だからこそ彼の発想の独自性が、臨床家の私には理解しにくいところがあるのかもしれない。臨床家と基礎科学者がお互いの違いを尊重しあったときこそ、疾患研究にブレイクスルーが生まれると私は考えていたのだ。

多様性に導かれて

多様性の担保を重んじるようになったのは、東北の病院と地方大学の基礎研究室を掛け持ちしていたころの経験が影響している。

当時、私が出入りした研究室は、遺伝医学を専門とする医学部の基礎講座だった。遺伝を研究したいという大学院生が、内科、小児科、産婦人科、皮膚科などから集まっていた。普段、ひとつの研究室で実験をしているときは、特にお互いの違いに気づくことは少ない。扱う対象疾患が違うだけで、実験手技はほとんど同じだったからだ。しかし一緒に昼食をとりながら雑談したり、夜、酒を飲みに出かけたりすると、出身の診療科による考え方の違いが際立った。

特に私が語る精神医学は、他の科の大学院生から珍しがられた。血液検査もレントゲンも使わず、精神症状という定量性のない対象を評価して診断と治療がおこなわれていることが、他の診療科から見ると離れ業のように映ったようだ。

ある晩、内科医とビールを飲みながら雑談していたときだった。「精神医学は、科学の黎明期《れいめいき》にあるのですね」と言われて、はっとした。精神科の仲間とだけ交流していると、十九世紀からおこなわれてきたドイツ、フランスでの伝統的な精神医学の歴史を意識して、とても「黎明期」などという発想にはいたらない。たしかに、さまざまなバイオマーカーと検査機器が発達する身体診療科と比べたら、いまだに患者の会話と行動観察だけで診療が成り立ってしまうのだから、「科学の黎明期」という印象を持たれても仕方ない。均質性を誓い合った医局という縦社会を抜けて、多くの科の出身者が混在する遺伝医学教室に来たからこそ、意外な発想に不意打ちされるチャンスを得ることができたのだ。

同様の経験と多様性への志向は、その後研究室を異動するたびに強まった。都心の大学病院へ戻ってしばらくすると、教授から勧められて東京大学の基礎研究室へ移った。そこは教授も理学部出身者であり、助教授はアメリカ人であり、また東大のさまざまな学部から大学院生が集まっていて、臨床医は私だけだった。

それまでいた遺伝医学教室も多様だと思っていたが、みな医学部出身の臨床家という点ではまだ均質だったのかもしれない。東大では医学部の枠を外れて広くさまざまな学部の出身者が混在しており、遺伝医学教室のとき以上に飛躍した新鮮な意外性に満ちあふれていた。さらにアメリカへ留学すると、国籍の違いというスケールをはずれて想定外の多様性にもまれることになる。

そうした経験から、異質な発想を受容するには一定の努力とマナーが必要ではあるが、意識して異種性の受容に努めた結果得られた多様な発想からは、均質な枠組みからは到底到達しえない斬新な発見が生まれることを私は学んだ。

まとめ

- 統合失調症の姉妹が入院。妹から研究協力の同意を得ることができた。
- 酸素に触れると鉄が錆《さ》びるように、体の中でも酸素は臓器を錆びさせたり傷つけたりする。この毒性のことを「酸化ストレス」という。グリオキサラーゼ１（ＧＬＯ１）は、酸化ストレスの解毒酵素である。ある研究員の提案から、グリオキサラーゼ１を統合失調症の候補遺伝子として、遺伝子解析をすることになった。

第4章 ビタミンB_6による治療の可能性が見えてきた！

ドミノ倒しの二色波形

新井誠研究員によって、グリオキサラーゼ１（ＧＬＯ１）の遺伝子解析プロジェクトがスタートして二年近くたった二〇〇六年ごろだった。研修に来ていた学生が、実験を失敗し続けていると悩んでいた。データを見せるよう指示すると、遺伝子の配列が打ち出された用紙を持ってきた。

遺伝子は四種類の塩基の配列によってアミノ酸を合成するから、データは四色の波形となる。彼のデータを見ると、用紙の半ばまではきれいな波形が続いているが、途中から波形が乱れて塩基情報が読みにくくなっている。彼は「実験条件をいろいろ工夫したが、どうしてもうまくいかない」と苦労の数々を述べていた。しかし、彼の説明は私の耳には届いていなかった。用紙の半ばで塩基が一つずつずれていることが何を意味しているかに、私の意識は奪われていたからだ。

たとえば、塩基が通常と異なる「遺伝子変異」について考えてみよう。遺伝子は父親と母親から一本ずつ受け継ぐ。だから、遺伝子の塩基数は変わらず一塩基がすり替わっているだけならば、そこだけが二色が重なって見え、それ以外は一色のきれいな波形を維持している。ところが、もしどちらかの親から受け継いだ遺伝子が、一塩基だけ欠けるか増えていたらどうなるか。つまり遺伝子の塩基数そのものが違う場合である。一塩基増減しているならば、そこよりうしろの配列は一塩基ずつずれるため、すべて二色が重なって読みづらくなるのだ。たとえば、片親からは欠けた遺伝子を、もう片親からは欠けていない遺伝子を持てば、欠けた場所から後半は二色の波形が延々と続く。

学生のデータは実験の失敗などではない。この患者は一塩基ずれているのだ。これこそ探してきた「この患者だけに起きている特別な何か」にほかならないではないか。すぐさま、新井研究員は患者を二〇〇名、健常者も三〇〇名ほど調べたが、しかしこの珍しい変異は誰からも見つからなかった（この理由については後にわかることとなった）。

このように、塩基がずれるタイプの遺伝子の変化を「フレームシフト変異」という（**図4a**）。

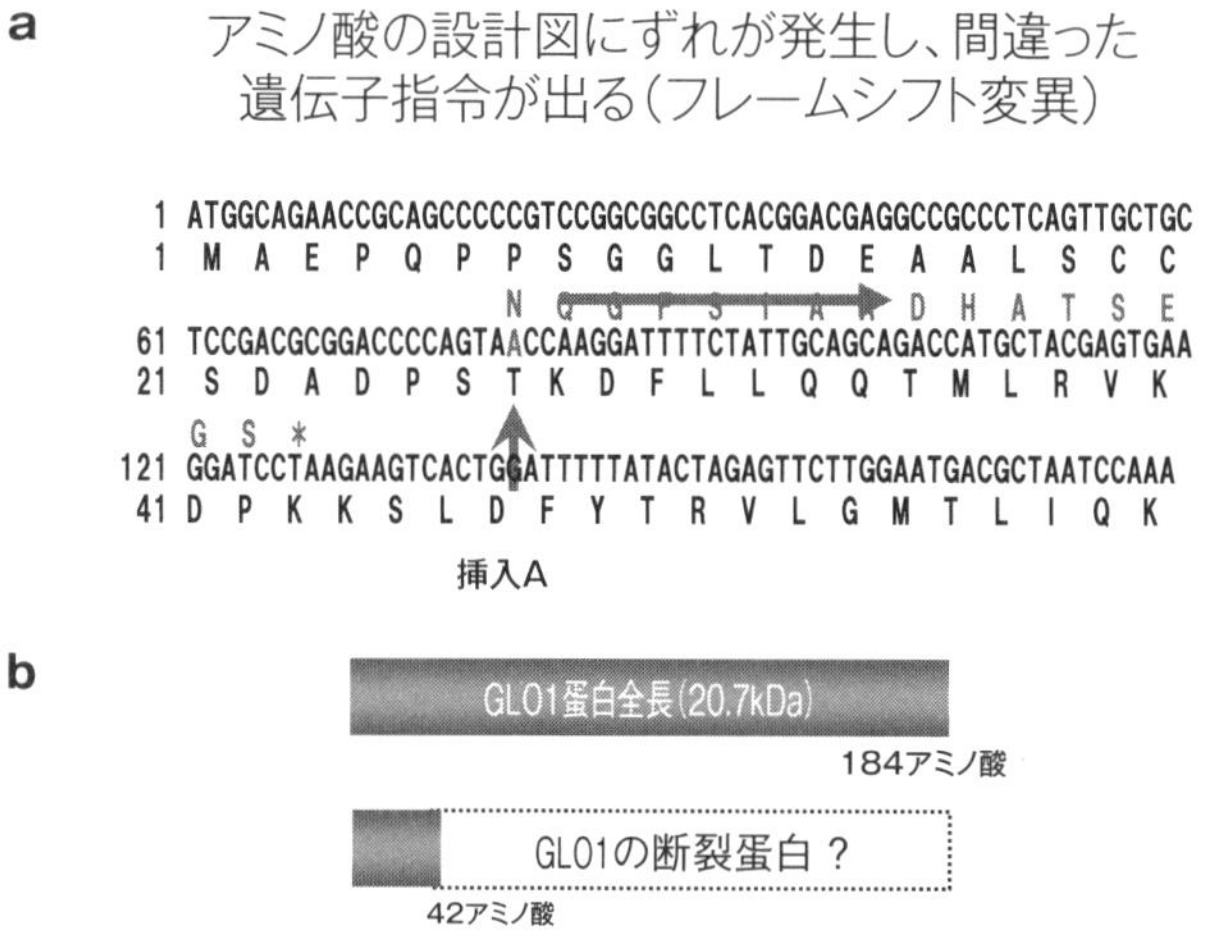

図４　フレームシフト変異
ATG などが塩基配列。その下の記号は、コードされているアミノ酸配列。矢印が挿入された塩基。

実験室で、私たちは匿名化されたＤＮＡを扱っている。すぐに所定の手続きを経て、フレームシフト変異を生じた検体の匿名化を解除して本人と連結する許可申請をおこなった。照会した結果、出てきた回答によると、この珍しい変異を持っている患者とは、前章で書いた例の姉妹の妹だったのである。

終止暗号もずれている

私と新井研究員は思いがけない結果に驚き、このフレームシフト変異の波形の記録用紙を黙って見続けていた。それは、梅雨の午後だった。この姉妹のことを教えてくれた古田愛作先生は、すでに東海地区の国立病院へ異動してもういない。

もし古田先生があの朝あの姉妹のことを話さなかったら、もし新井研究員がグリオキサラーゼ１を研究したいと言い出さなかったら、この珍しい変異は誰にも知られることなく病院の片隅で眠ったまま葬り去られていたのだ。外は鈍色《にびいろ》の雲が低く垂れこめ、研究所の駐車場に咲いたあじさいが、間断なくそそぐ雨に静かに揺れていた。

新井研究員は、二色に重なった部分を一色にするために、化学処理した例の妹のＤＮＡを研究用大腸菌に組み入れて、父方のＤＮＡと母方のＤＮＡを分けて解読しなおした。その結果、この遺伝子は一塩基挿入されたタイプの変異であり、変異のためドミノ倒しのように後のアミノ酸の合成指令がずれて変化していることを突き止めた。さらに、本来遺伝子の一番おしまいにあってそれ以上アミノ酸を合成しなくてよいという「終止暗号」が、遺伝子の始まりの部分に発生してしまうことも明らかにした。その結果、本来なら全長が一八四アミノ酸のグリオキサラーゼ１（ＧＬＯ１）蛋《たん》白《ぱく》が、例の妹では四二アミノ酸しかない可能性が出てきた（**図４ｂ**）。

さっそく彼は妹のリンパ球を用いて、グリオキサラーゼ１の蛋白量を測定した。すると、やはり正常の半分の蛋白量しかない（**図５**）。おそらく、片親由来の遺伝子は一八四アミノ酸のグリオキサラーゼ１を作っているのだが、もう片方の親由来の遺伝子がフレームシフト変異によって四二アミノ酸しか作っていないため、蛋白量が半分に減っているのだろうと考えた。

症例1はGLO1蛋白が半分しかない

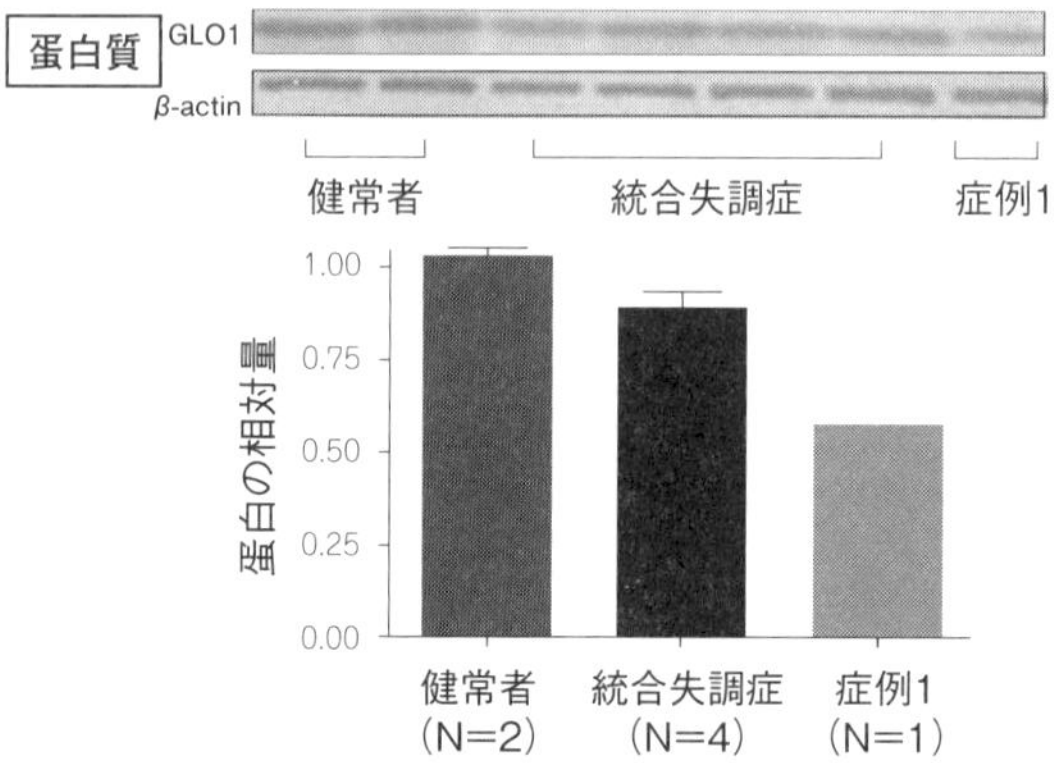

図5　リンパ球で測定したグリオキサラーゼ1蛋白の発現量
上段がウェスタン・ブロットの結果。下段のバーグラフは蛋白量の相対値。

腎臓内科の宮田教授のもとへ

数日後のある朝、新井研究員が東海大学のホームページをプリントアウトして私のところへ持って来た。それは東海大学（当時）の宮田敏男教授の研究室のホームページだった。

新井研究員が調べたところ、宮田教授は腎臓内科が専門で、グリオキサラーゼ1研究の第一人者であるようだった。さらに驚いたことに、英文の症例報告でグリオキサラーゼ1の蛋白量が半分に減っている患者を発表していた。新井研究員は、私に宮田教授へ連絡をすべきだと提案した。

私はすぐに宮田教授へ電話をかけた。

「遺伝子変異のためグリオキサラーゼ1の蛋白量が半分に減っている統合失調症の患者を同定し

た。先生も、十年前にグリオキサラーゼ1が半減した患者を論文発表されている。ぜひお目にかかってお話がしたい」

宮田教授は怪訝《けげん》そうな声で、あまりお役に立てるとは思えないがどうぞお越しくださいと答えられた。

私は、菓子折りとパソコンを抱えて小田原線に乗り、宮田教授の研究室を訪ねた。挨拶《あいさつ》の後すぐに、教授が報告された症例は統合失調症ではなかったかと問うと宮田教授は驚いた顔をされたが、「自分は内科医だから精神症状の評価はできなかった」と答えられた。すぐ電話をとって当時の担当医へ照会してくださったが、症例はすでに他界しており精神疾患の有無は不明のままだった。

私は、パソコンでデータを示しながら例の妹の遺伝子変異や蛋白半減などを説明し、「グリオキサラーゼ1の変異が統合失調症の病態に影響していないか」とうかがった。教授は不思議そうな顔をしながら、AGEsとビタミンB_6を計測することを勧めてくれた。

酸化ストレスは、蛋白質を傷つけ錆《さび》を生じさせる。この錆《さ》びた蛋白質をカルボニル化合物という（**図6**）。カルボニル化合物は周辺の蛋白質と反応を起こしやすく、「メイラード反応」という化学変化を生じて蛋白質を変性させる。変性とは、生卵がゆで卵に変わるように、蛋白質の性質が変わることである。

メイラード反応によって変性した蛋白質を「終末糖化産物（AGEs）」という。AGEsは、

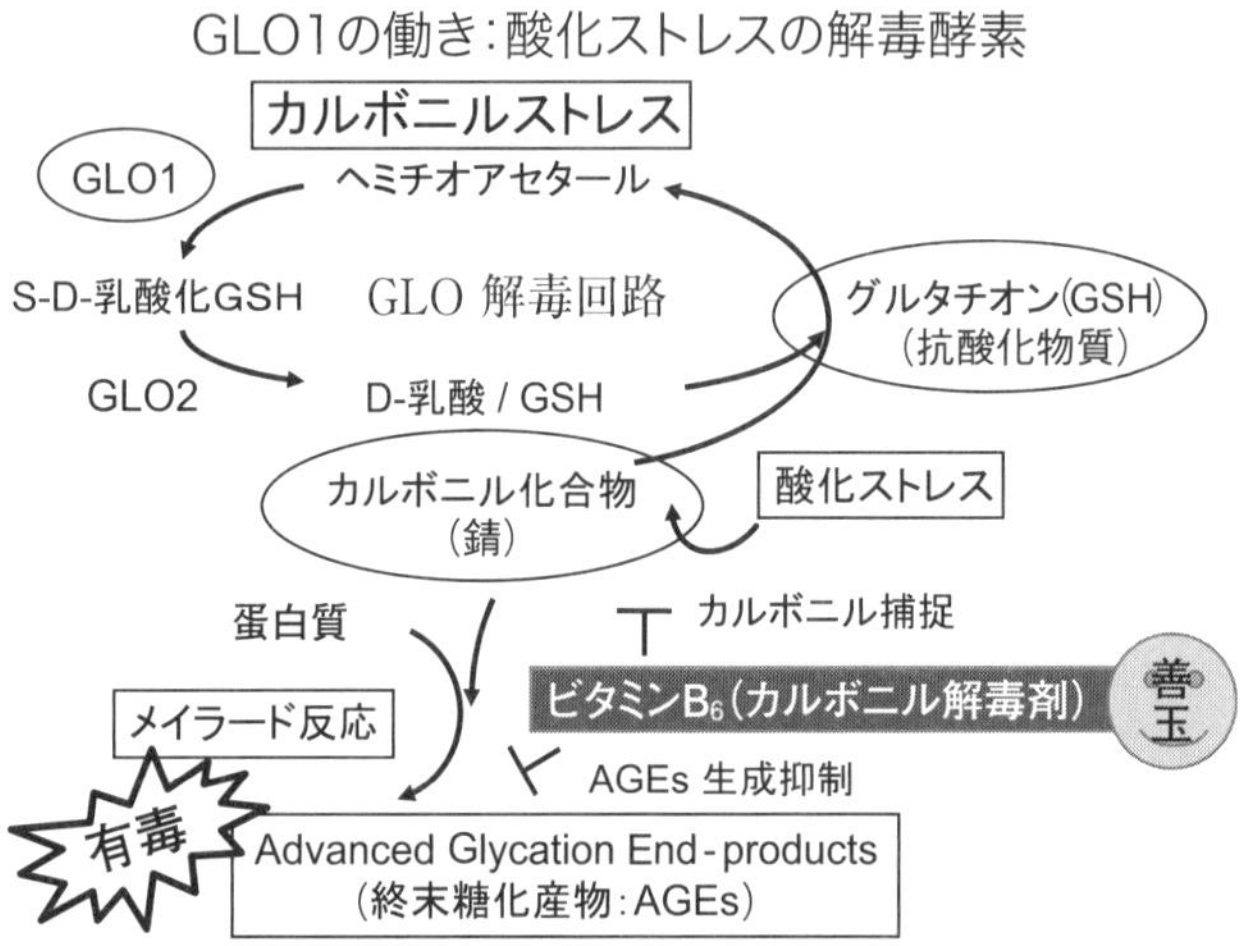

図６　カルボニルストレスの発生と代謝経路

動脈硬化を促進させ、糖尿病の合併症を増悪させるなど生体にとって有害な存在である。メイラード反応、ＡＧＥｓに加え、ここでもひとつ役者が登場する。ビタミンB_6である。ビタミンB_6はカルボニル化合物と結合することで腎臓からの排泄を促進させる。また、ビタミンB_6はメイラード反応も抑制しＡＧＥｓの産生を抑える善玉ビタミンである。新井研究員のアイデアで我々が取り組んできたグリオキサラーゼ１とは、カルボニル化合物を分解し無害な乳酸に解毒する酵素だったのである。カルボニル化合物が発生してＡＧＥｓが蓄積する状態は「カルボニルストレス」と呼ばれ、内科領域では盛んに研究されていたが、精神科で着目したのは私たちが最初だった。

　グリオキサラーゼ１蛋白が半減していれば、当然、解毒システムも半分しか働いていない可能性

症例1はAGEsが3倍増え、ビタミンB_6が枯渇していた

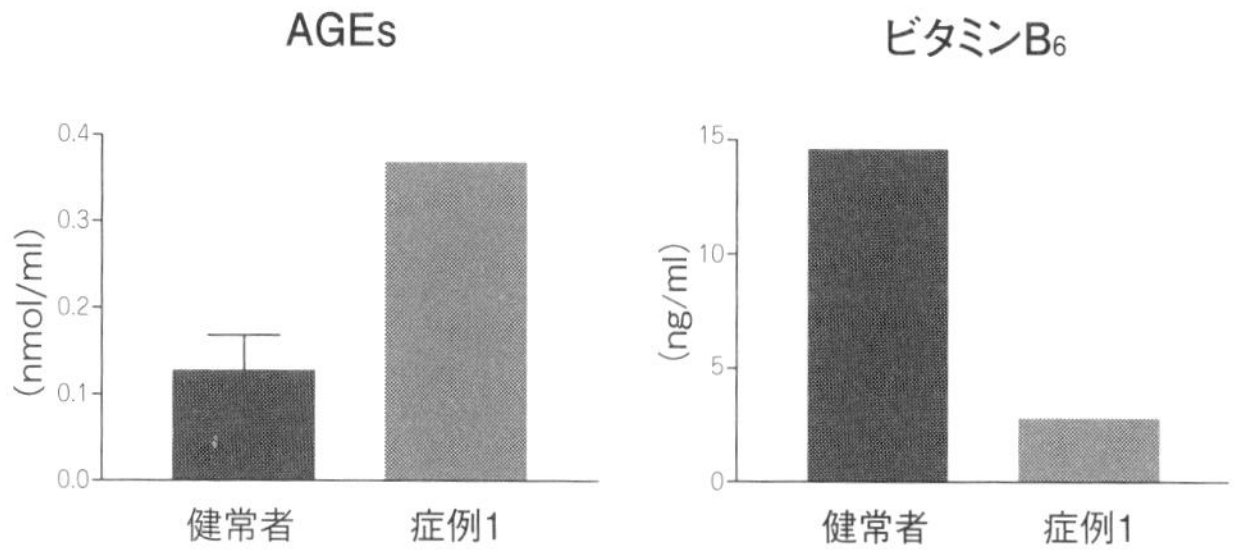

図7　血中のAGEsとビタミンB_6濃度
文献4より引用。

が考えられる。もしこの予想が正しければ例の妹ではＡＧＥｓは増えているはずであり、また、増えたカルボニル化合物を減らすためにビタミンＢ$_6$が動員されて減少しているはずだ。宮田教授はそう述べられた。すぐに東海大学の倫理委員会に審査承認を得て、宮田教授にＡＧＥｓとグリオキサラーゼ１の酵素活性を測定していただき、私たちはビタミンＢ$_6$の血中濃度を測定した。

その結果、予想した通り、妹のＡＧＥｓは健常者の四倍近い値を示し、ビタミンＢ$_6$は二〇％レベルまで枯渇していることが判明した（**図7**）。また、蛋白質が半減していた妹のグリオキサラーゼ１の活性も、予測した通り半分まで低下していた（**図8**）。

クーラーボックスを抱えて全国行脚

ところで、ＡＧＥｓを蓄積させる二大要因は糖尿病と腎機

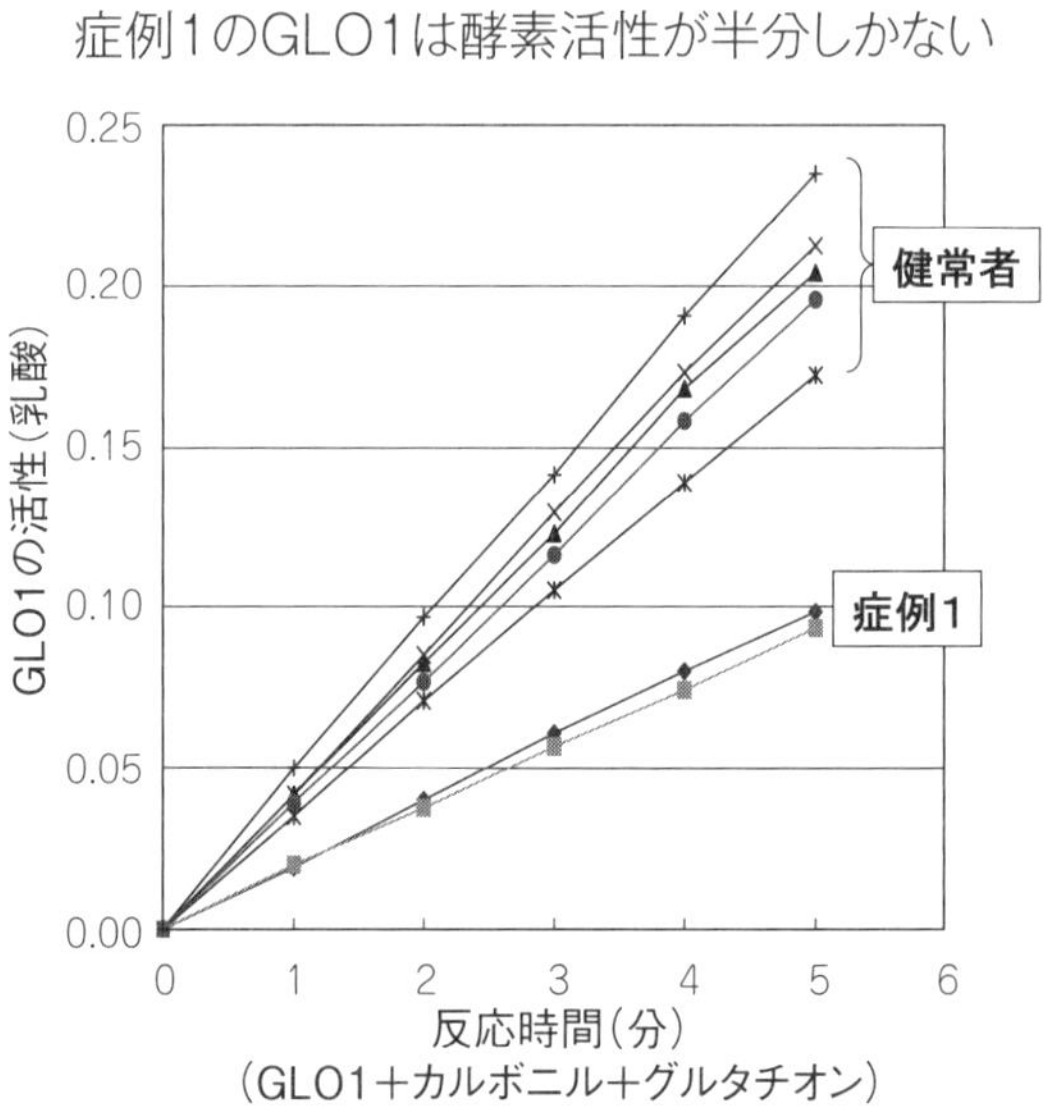

図８　グリオキサラーゼ１の活性（フレームシフト変異）
試験管にカルボニル化合物と赤血球から抽出したグリオキサラーゼ１を入れて37度で温めた実験。縦軸がカルボニル化合物が分解され発生した試験管内の乳酸量。横軸が温めた時間。

能障害である。宮田教授は、例の妹は糖尿病か腎障害を患っているのではないかと尋ねられた。私はどちらもないと答えた。この結果には、教授も身を乗り出されるようにして興味を持たれた。

　つまりこういうことである。妹ではカルボニルストレスを発生させる身体疾患が見当たらないのだから、グリオキサラーゼ１の活性の低下がＡＧＥｓ蓄積を亢進させたと考えられる。そして、増えたカルボニルストレスを改善させるためにビタミンB_6が動員されたために枯渇する。この予測と各種データが一致したのである。

では統合失調症でカルボニルストレスが生じているのは、このたった一例の特殊な事情なのだろうか。フレームシフト変異は、患者二〇〇例、健常者三〇〇例を調べても出てこない稀な変異である。とすると、変異をもたない一般の症例には無関係なのだろうか――。

そう考えた私たちは、グリオキサラーゼ１が遺伝子としてリスクファクターになっていないか、一般症例二〇二例と健常者一八七例のＤＮＡを用いて遺伝子解析をおこなった。グリオキサラーゼ１には遺伝子多型《たけい》（個人差）のために一一一番目のグルタミン酸がアラニンに変化している人がいた。血液型で両親からＡを受け継いだＡ型と片親ずつＡとＢをもらったＡＢ型がいるように、グリオキサラーゼ１にも、グルタミン酸を両親から受け継いだタイプ（Glu/Glu）や片親ずつグルタミン酸とアラニンを受け継いだ人（Glu/Ala）がいる。ここで、両親からアラニンを受け継いだタイプの人（Ala/Ala）が四人検出されたのだが、全員統合失調症であり健常者からは一人も見つからなかった。

この結果から、アラニンタイプのグリオキサラーゼ１は統合失調症のリスクファクターの可能性があるのではないかと考えた。すなわち、グルタミン酸タイプの人よりアラニンタイプの人のグリオキサラーゼ１活性が低いのではないか、アラニンタイプの人は活性が低いからカルボニルストレスが妹のように生じ、それが統合失調症の発症リスクになっているのではないかという懸念が生じてきた。

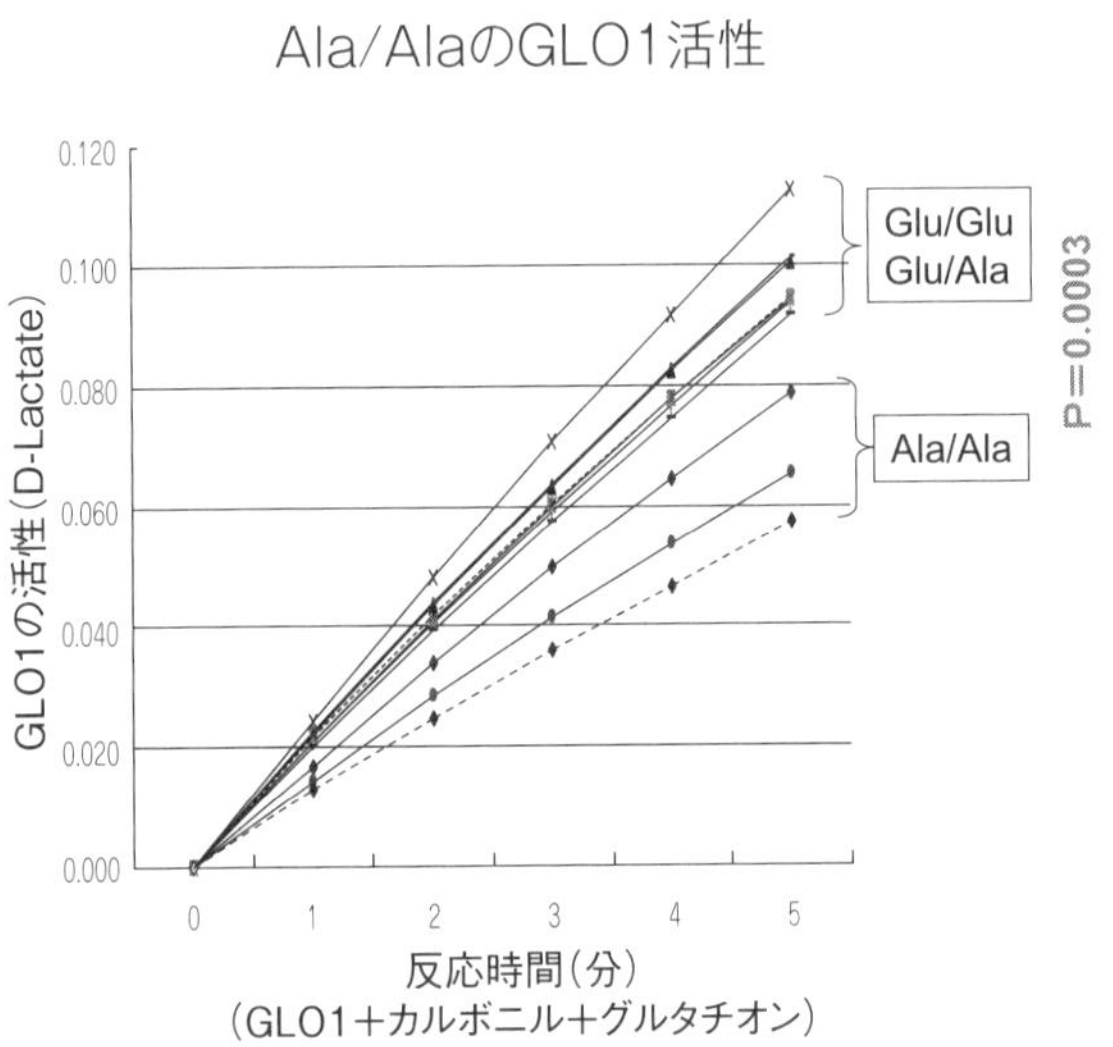

図９　グリオキサラーゼ１の活性（アラニンとグルタミン酸）
両親からアラニンを受けたアラニン・アラニンタイプの人（Ala/Ala）は、それ以外のタイプの人より20%乳酸量が少ない。
文献４より引用。

そこでグリオキサラーゼ１の一一一番目のアミノ酸がグルタミン酸の人とアラニンの人の酵素活性を測ってみると、両親からアラニンを受け継いだ人は、それ以外のタイプより二〇%酵素活性が低いことが判明した（**図９**）。

こうなってくると、カルボニルストレスはたった一例の珍しい現象ではなく、一般症例にも存在する可能性が浮上してきた。そこで、私は全国を回って協力者から採血し、クーラーボックスを抱えて検体を持ち帰ると、新井研究員がＡＧＥｓとビタミンＢ６を測定するという作業を半年かけて続けた。統合失調症四五

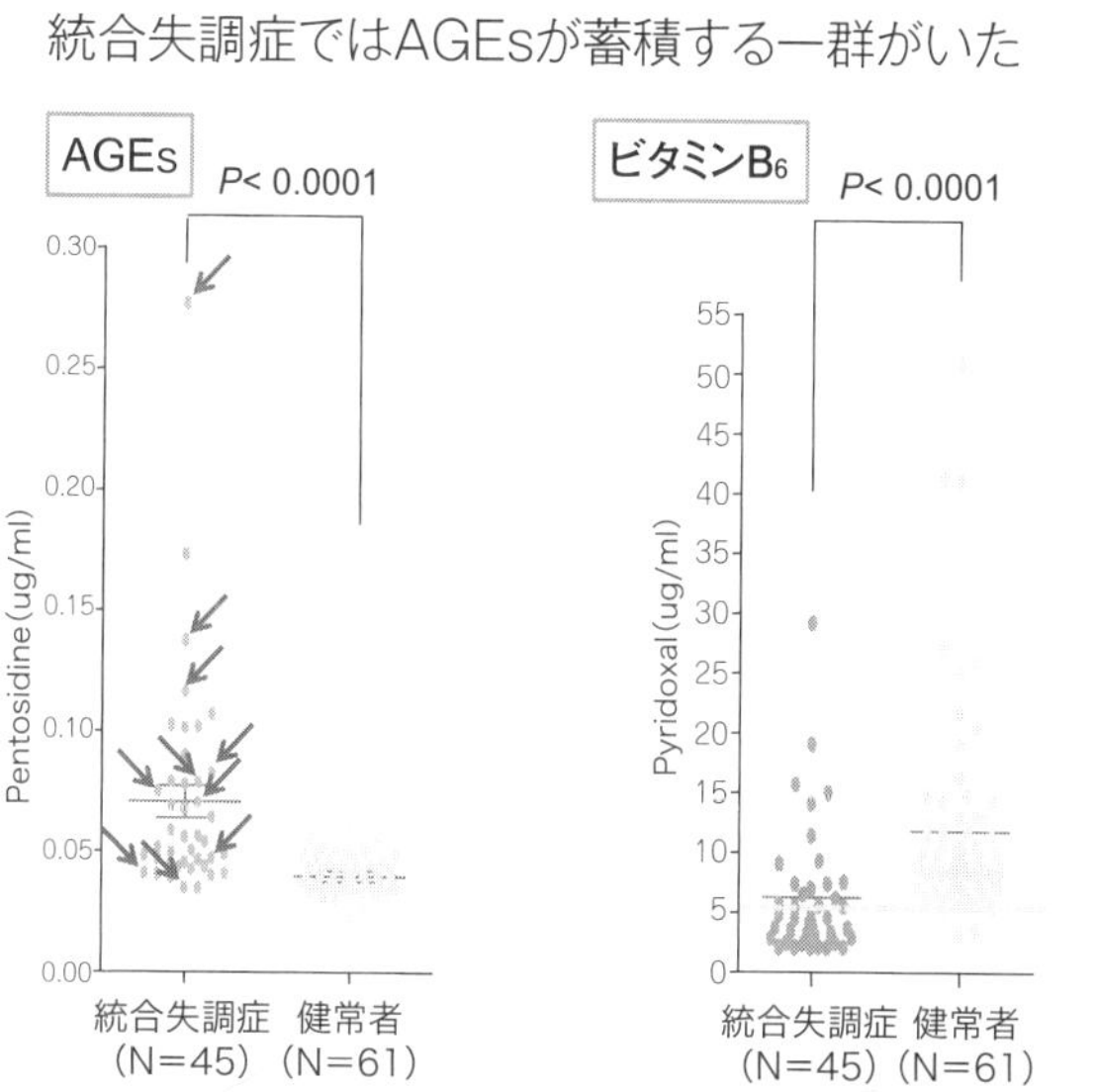

図10　統合失調症45例と健常対照61例の血中AGEsとビタミンB_6濃度
文献4より引用。

例、健常対照六一例から協力が得られた。

ある日、新井研究員がデータを持って、「これを見てください！」と声をはずませてやって来た。彼の示したデータを見ると、一目瞭然の結果だった。そこでは、たしかに統合失調症で統計学的に有意にＡＧＥｓが蓄積し、ビタミンＢ$_6$が低下していた[4]（**図10**）。しかも彼は統計学的な検定結果を、目を見開くような表情で指し示した。

驚いたことに、ＡＧＥｓが蓄積すると統合失調症のオッズ比が二五、ビタミンＢ$_6$欠乏によるオッズ比が一〇という値が算出されたのである。ついに、$\lambda s = 8.6$を超えるオッズ比が得

られたのだ！　新井研究員は私を見て大きくうなずいていた。(注3)

治療の鍵はビタミンB_6が握っている

カルボニルストレスを伴った統合失調症で、血中ＡＧＥｓ濃度と重症度のスコアを比較してみると、有意な正の相関関係が認められた。すなわち、ＡＧＥｓの血中濃度の高い人ほど重症だったわけである。また、入院患者と外来患者でＡＧＥｓを比較しても、入院治療中の患者に比べて、外来通院が可能で症状が安定している患者のほうがＡＧＥｓは低い値だった。

もし本当に、ＡＧＥｓが高ければ症状が重く、ＡＧＥｓが低い人では症状が軽いとするならば、重症の人のＡＧＥｓを強制的に低下させたら症状が改善しないだろうか？

たとえば、多くのカルボニルストレスを伴った統合失調症ではビタミンB_6が欠乏している。ビタミンB_6はカルボニル化合物と結合して腎臓からの排泄を促進させる作用があり、また、ビタミンB_6にはメイラード反応を抑制してＡＧＥｓ産生を阻止する作用もある、と先に述べた。ビタミンB_6にはこのようなカルボニルストレス抑制作用があるのだから、欠乏している患者にビタミンB_6を補給したら症状が改善しないだろうか？

私たちはそう考えて治療に向けた研究を踏み出すことにした。ただし、ここで注意しなければいけない点がある。ビタミンB6は三種類の化合物からなり、それぞれが体内で転換されあう関係にある。具体的にはピリドキサミン、ピリドキサール、ピリドキシンという。

国内で市販されているビタミンB6は補酵素としての活性が最も高い「ピリドキサール」なのだが、残念ながらカルボニル化合物の捕捉能力を持つのは「ピリドキサミン」だけなのである。市販されているピリドキサールも体内で数パーセントがピリドキサミンに変換されるが、カルボニルストレスを改善するには、ピリドキサールを数百グラム単位で大量に飲まなければならない計算になり、それでは安全性に問題が生じる。さて、どうするか。創薬を専門とし臨床試験にも詳しかった宮田教授は、「未承認のピリドキサミンを治験まで持っていき、ぜひ薬事承認を取りましょう」と言われた。

方向は決まった。まず新井研究員が試験管の中でＡＧＥｓを生成し、そこへピリドキサミンを添加する基礎研究をおこなってＡＧＥｓが抑制される結果を確認した。試験管の実験レベルではあるが、たしかにピリドキサミンはＡＧＥｓを減らせそうである。では、実際の人ではどうだろうか。動物実験レベルではピリドキサミンがＡＧＥｓを抑制したデータがすでに発表されている。[5]

そこで、安全性と、有効濃度に達するのにどのくらいの量を服用すればよいのかを確認する試験

（注3）75ページの注3参照。

が必要となる。私たちは、健常男性二四例に協力していただきピリドキサミンを一日量で九〇〇ミリグラム、一八〇〇ミリグラム、二七〇〇ミリグラム、服用してもらう第Ⅰ相試験をおこなった。その結果、動物実験でＡＧＥｓを抑制するのに有効だと算出された有効体内濃度に、一八〇〇ミリグラムの一日投与量で到達できることを確認し、有害事象も発生しなかった。

私たちは「患者にピリドキサミンを投与して精神症状が改善するか」を検討する第Ⅱ相試験の準備を進め、厚生労働省の治験窓口へ届け出た。松沢病院の治験委員会の承認も取得できた。

二年がかりで調査した結果、松沢病院には年齢や合併症などの基準を満たしたカルボニルストレスを伴う統合失調症患者が一〇名入院していた。国の支援を得て、ピリドキサミンの合成も完了した。いよいよこの一〇名を対象に、メーカーの協力を得ない医師主導型治験を開始することとなったのである。

この患者だけに潜む何か

この治験では、ＡＧＥｓ血中濃度が五五・二ナノグラム／ミリリットル（ng/mL）を超えたらカルボニルストレスと判定した。健常者の平均値に標準偏差の二倍値を加えたのが五五・二ナノグラム／ミリリットルであるから、この値をカットオフポイントとしたのである。この数値を超える患者は四〇％近くいた（重篤で顕著なカルボニルストレスは一三〇ナノグラム（ng）を超えた症例でみられるが、患者全体の六・七％にすぎない）。一方、ビタミンB_6は男性で六ナノグラム／ミリリットル、女性で四ナノグラム／ミリリットルを下回るとビタミンB_6不足と判定されるが、実に患者の六割で不足が見られた（ただし、男女とも三ナノグラム／ミリリットルを切る値を深刻な欠乏と判断すると、こうした深刻な欠乏患者は二四％にまで絞られた）。

では、一三〇ナノグラム／ミリリットルを超える顕著なAGEs蓄積を示し、かつ三ナノグラム／ミリリットルを切る著しいビタミンB_6不足を併せ持った症例、すなわち誰が見ても一目で異常なカルボニルストレスと気づかれるような患者とは、どのくらいの割合でいるのか。実は、統合失調症全体の六％しかいなかったのである。そして、例の姉妹の妹こそがこの六％に入っていたのだ。

最初にその妹と出会い、顕著なAGEs高値と著しいビタミンB_6枯渇を同定したからこそ、私たちはカルボニルストレスに気づくことができたのである。やみくもに二万例調べても見逃していただろう。「この症例だけに生じている特別な何か」を探り当て、その特殊例を一般症例まで敷衍《ふえん》する研究。こういう研究スタイルだったからこそ、カルボニルストレスという比較的均一で小さな集団を統合失調症という込み入った症候群から単離できたのである。まさに、「草木や岩山に神が宿る民族の子孫だからこそ達成できた成果だったのだ」と叫んでみたい誘惑にかられるのである。

橙色の朝日を浴びて——第Ⅱ相試験へ

二〇一一年十月。その日、私は午前二時半に起床し三時過ぎに家を自家用車で出発した。四時過ぎに研究所へ到着すると白衣に着替え、クーラーボックスを持って研究所と松沢病院を隔てるフェンスへと向かった。

日の出までには、まだ時間がある。満天の星空に松沢の森が大きな漆黒の広がりを見せていた。診察用のペンライトを口にくわえ、ダイヤル錠を照らしながら鍵を開けて、研究所のくぐり戸を通り松沢病院へと入った。自転車にまたがり、真っ暗な森を抜けて病棟へ向かった。

治験では定期的に採血をおこない、ＡＧＥｓやビタミンB_6を含む多数の項目を測定する。早朝空腹時の血液が必要となるため五時前に病棟へ入る。今日は、第Ⅱ相試験の初日だった。例の姉妹の妹と出会ってから実に九年がたっていた。フレームシフト変異を同定して六年、論文を投稿して五年、論文が受理されるまで三年かかった。自転車をこぎながら、この九年の歳月を想い起こしていた。

「ついに、この日が来ましたね」

夜勤をして病棟で待っていた看護師長が、感慨深げに迎えてくれた。彼女は九年前、例の妹の担当ナースだった。九年たって師長にまで昇進していた。師長はあの感冒薬の一件以来、不思議なことに妹とは、完全ではないものの疎通がとれていたらしい。五時半ごろ妹はナースステーションへ呼び入れられ、血圧と体重を測定した後、師長が採血をした。一部の検体は、ＡＧＥｓを測定するためにクーラーボックスで研究室へ持ち帰る。

私は朝食時間まで待ち、食後に治験薬が準備されるのを見ていた。ピリドキサミンは光で分解されるため、遮光された袋に密閉された粉末状態で保管されている。服用直前に封が切られ、水溶液に溶かして被験者へ渡される。

治験薬の準備ができたので、私と師長は病室へ向かった。妹は、九年前と同じ場所で同じ姿勢のまま座っていた。まるで、そこだけ九年前のまま時が止まっていたかのように。

カートに載せた治験薬を師長が運び込むと妹へ手渡した。ところが彼女は手にピリドキサミンを満たしたコップを持たされたまま、茫漠と窓の外を見ていた。師長は歩み寄ると妹の目の高さまでかがみこみ、これは大切な治験薬であり、どうか飲んでほしいと勧めた。九年前と同じように、彼女の意識はどこか遠くに置き忘れ去られたようであり、コップを手にしたまま凍りついたように微動だにせず飲む気配がない。何年もかけて入念に準備し、やっと迎えた治験初日で、はやくも頓挫《とんざ》してしまうのだろうか。私と師長は途方にくれて、互いの表情に落胆の色を察しあった。

ふと思い立ち、私は彼女の隣に腰掛けた。彼女は静かに座ったままで、立ち去る気配はない。私は、同意書に署名をしてもらったことや、感冒薬を服用してくれた日のことなどを、できるだけ丁寧に静かに言葉にした。

どれくらい待っただろうか。病室が突然明るくなったので顔を上げると、朝日が病室へ差し込み始めたところだった。秋のやや橙色《だいだいいろ》を帯びた朝焼けに照らされて、病室の壁がまばゆいまでに輝いていた。十月も終わりに近づき朝が肌寒くなり始めた病室で、輝いた壁のあたりだけが温もりを発していた。壁の日射しに目を奪われていた私は、師長が息をのむ気配に気づいて妹のほうを振り向いた。彼女は静かにコップに視線を落としているところだった。そして、ゆっくりとコップを口へ運ぶと、時間をかけてピリドキサミンを飲みほした。私は思わず声を掛けた。ありがとう。言葉をかけてから私が立ち上がる瞬間、ちらっと彼女が私を仰ぎ見た。

たしかに、あの瞬間、初めて彼女の瞳の中に命のぬくもりのようなものを見た気がした。それは、かすかなものではあったが、彼女の叔母の瞳の中に見た輝きと似ていたかもしれない。

（注３）その後、カルボニルストレスを伴う患者からは、グリオキサラーゼ１遺伝子の複数の部位から例の妹で同定されたフレームシフト変異とは別の新しいタイプのフレームシフト変異が複数見つかってきた。また、多数の患者からアラニン・アラニンタイプ多型も検出された。

これらの事実から、統合失調症の一部には遺伝的にグリオキサラーゼ１の活性が低下している一群がいて、そのために彼らにカルボニルストレスが生じていた可能性が浮上してきた。

一方で、遺伝子変異を持たないのにカルボニルストレスを生じている患者も複数見つかっている。最近の私たちの研究で、彼らでは環境要因によってＡＧＥｓが蓄積している可能性を示唆するデータが得られつつある。たとえば、グリオキサラーゼ１はカルボニル化合物を分解するとき、抗酸化物質であるグルタチオンとカルボニル化合物を抱合《ほうごう》させる必要がある。また、グリオキサラーゼ１は亜鉛によって活性化され、カルボニル化合物を分解する。遺伝子変異を持たない症例では、亜鉛やグルタチオンの血中濃度が有意に低下しており、変異がなくても解毒に必要な物質の不足によって活性低下を生じていた可能性が示唆されている。

例の妹はグリオキサラーゼ１に著しい活性低下をもたらすフレームシフト変異があったため、顕著なＡＧＥｓ蓄積とビタミンB_6の枯渇を生じていた。カルボニルストレスとして簡潔なメカニズムを呈していた妹との出会いは、彼女がプロトタイプとして私たちの理解を助けてくれたわけである。ところが、最近の研究では、統合失調症で生じているカルボニルストレスはプロトタイプほど単純なメカニズムではなく、一般の症例では遺伝と環境が複雑に絡みあったさまざまなタイプのカルボニルストレスがありそうなことが示唆されている。

★まとめ

- 統合失調症患者の中に、遺伝的にＡＧＥｓが蓄積し、ビタミンB_6が低下する「カルボニルストレス」が生じている一群がいることを発見。
- ＡＧＥｓを強制的に低下させたら症状が改善しないだろうか、という仮説のもとに、ビタミンB_6を投与する臨床試験を開始することになった。
- ただし、ビタミンB_6は三種類あり、カルボニル化合物の捕捉能力を持つのは「ピリドキサミン」だけ。市販されている「ピリドキサール」では効果が期待できないので注意。

第5章 奇跡の朝

治験の始まり

私たちの行った医師主導治験は、カルボニルストレスを伴った一〇例の統合失調症患者に、六か月間ピリドキサミンを投与するデザインだった。一日投与量は一二〇〇ミリグラム、一八〇〇ミリグラム、二四〇〇ミリグラムの三通りを準備し、一二〇〇ミリグラムで開始して探索的に投与量を調節した。精神症状の変化を評価するに当たり、ピリドキサミン以外の影響を除外するために、抗精神病薬は六か月間変更しないこととした。

六か月の治験期間中に九回のビジット（治験薬の効果判定と被験者の安全性モニターのために諸検査を行うこと）がある。ビジットでは、早朝空腹時に採血をしてＡＧＥｓと三種類のビタミンB_6濃度、および肝機能や血液凝固など三十六種類の一般項目が測定される。体重、血圧、脈拍、体温など全身状態も判定し、心電図検査、尿検査も行われる。そして、朝食後服薬前に一時間ほどかけて精神症状を三種類の構造化面接で評価し、神経学的評価も診察される。これらの症状評価は、松沢病院の四人の医師に治験分担医師になっていただき、行われた。

ビジットの一連の検査と診察は、治験プロトコールにのっとり厳格に行われる。プロトコール通りに行われなかった過程がわずかでもあれば、私が逸脱報告を作成して国へ提出し、治験全体への影響を評価してその旨カルテに記載する。だから、ビジットの日は被験者、看護師、分担医師、そして私も、早朝から気が抜けない半日を送る。

多忙極める治験の現場

松沢病院には治験事務局があり、常勤の薬剤師と看護師が治験をサポートしてくれる。薬剤師の糸沢さんと看護師の松永さんが、私の治験を担当してくれた。糸沢さんと松永さんが、ビジットの前日になると病棟を訪ね、検査のオーダーがきちんと出ているか、翌日の準備が整っているかなどをチェックし、看護師へも翌日がビジットであることを声掛けし、確認してくれる。当日は、二人が病棟でビジットが滞りなく行われたか調べ、漏れやミスがあれば私へすぐに連絡を入れてくれる。二人から研究所へ連絡が入ると、私はすぐに自転車で病棟へ行って対応し、逸脱報告書を作成し、治験への影響を評価してカルテへ記載した。私の研究室には、地方の国立大学精神科から学位取得のため、宮下光弘さんが国内留学で来ている。彼は私以外に研究室で医師免許を持つ唯一の研究員だったので、治験分担医師になってもらい、これら治験業務をサポートしてもらった。

ビジットで行われた検査の結果が出ると、正常範囲から外れた値について、治験との関連を評価しカルテに記載する。一般項目だけでも三十六種類ある。尿検査や心電図も同様の対応をしなければならない。また、有害事象が発生すれば迅速に対応し、治験との関連を評価し国へ報告する。軽い風邪や花粉症なども有害事象になるので、思っていた以上に発生する。そのたびに、病棟へ行き、対応し、報告・評価・記載を行う。

被験者は一〇名でビジットが九回だから、数値をチェックし治験との関連を評価する延べ項目数は四千に及ぶ。これらの作業に、さらに有害事象と逸脱報告の対応も加わる。私に漏れがあれば、糸沢さんと松永さんが指摘してくれる。彼女たちから連絡が入るたびに、研究所から病棟へ向かい、宮下研究員と手分けして対処した。医者になって二十五年になるが、医師主導治験がこれほど多忙で煩雑なことを初めて知った。

答えはすべて患者さんのなかに

私は、毎朝五つの病棟を訪ねて一〇名の被験者を回診した。朝、六時五〇分に病棟へ入る。その時刻だと被験者は病室にいることもあるし、朝食を待ってホールにいることもある。

声を掛け、気分や体調、昨晩の睡眠などを尋ねる。思考状態や表情、身体の動きなどに注意しながら問診を進める。七時になると朝食が始まる。ホールで大勢の患者さんに混じって被験者が食事する様子を遠くから観察した。食事を見守る夜勤看護師に歩み寄り、被験者から目を離さないまま昨晩の様子などを尋ねたりもする。七時半になると服薬が始まる。看護師から治験薬をもらって被験者が飲み終えるまでそばについて注意深く見ている。服薬が終わると、被験者に声を掛け診察をした。

八時になるとナースステーションへ入り、夜勤者と、次々と出勤してくる日勤者に私も混じり、被験者の様子を尋ねた。その際、形式ばらないで、できるだけ雑談風を心掛けた。そのほうが「気のせいかもしれない」と報告をためらうようなわずかな変化でも、看護師たちが口にしやすいと思ったからだ。

八時三〇分になると病棟を出て治験事務局へ行き、糸沢さんと松永さんから申し送りを受けた。

ここでも、雑談風を心掛けた。気が遠くなるほど膨大で煩雑な段取りをプロトコール通りに遂行しなければならない。毎朝交わす雑談は、二人に私のミスを指摘しやすい空気を醸成するのに役立った。

朝の回診では、回る病棟の順番を毎日変えた。そうすることで、食事前の問診、朝食の様子、服薬後の診察、ナースステーションでの報告、どの段階でどの被験者を診察するのかが入れ替わり、すべての被験者のさまざまな場面をまんべんなく見ることができた。

治験事務局での連絡を終える頃、だいたい九時を迎える。研究所へ戻ると、ラボを回って研究員たちと朝の挨拶《あいさつ》を交わし、短い雑談をする。実験補助の女性たちを回り、秘書に声を掛ける。そうすることで、十年前に古田先生がしていたように、臨床モードを研究用に切り替えた。

朝六時半には、逆向きの切り替えを行う。私は、研究室で白衣に着替え聴診器を用意した。窓の朝日を仰ぐと、目を閉じ静かに呼吸を整えた。それは、自分のなかの基礎研究のチャンネルを臨床モードにチューニングし直す儀式だ。これから回診で接する被験者から、どんなにわずかな変化も見逃すまいと念じながら、二十年前に融道《とおるみちお》男教授が言われた言葉――「答えはすべて患者さんのなかにある」――を思い出す。

四時間睡眠

ビジットの日は、朝四時五〇分に病棟へ入った。ナースステーションで夜勤者から被験者の様子などを聞きながら、空腹時採血のタイミングをはかる。六時になると、病棟の患者は一斉に起床してくる。消灯後ナースステーションで預かっていたテレビのリモコンを受け取りに来る人、今日の家族の面会予定を尋ねる人、朝刊をくださいい、タバコをくださいなど。さらに、糖尿病を合併した患者の血糖値測定、水中毒患者の体重測定。いったん六時を過ぎてしまうと、二名の夜勤者はそういった対応に忙殺され、治験の採血は困難になる。そこで、五時から六時までの間で夜勤者の手が空いた時を見計らって、被験者の体重、血圧、脈拍、体温の測定をして採血をした。

一〇名の被験者に対して、プロトコールで定められた間隔で九回のビジットが組まれている。六か月の前半は二週おき、後半は一か月間隔。今回の治験では、一〇名の被験者に一斉に投薬を開始したわけではない。プロトコール通りに煩雑な多くの手順を間違いなく実施するために、ある被験者の治験が始まると、看護師、分担医師、被験者がビジットと日々のスケジュールに慣れるまで、次の被験者の治験開始を見送ったからだ。そのため、被験者間でビジットの二週と一か月間隔がシンクロして、ビジットが少ない週と込み合う週とができた。ビジットの日は、私は朝二時半に起床して家を出たので、睡眠が四時間を切ることもしばしばだった。被験者のビジットが同期してしまい、四日連続という週もあった。さすがにその週は、研究室でわずかでも気を抜くと、とたんに睡魔に襲われ意識が遠のいた。

ビジットの採血が終わると、ＡＧＥｓを研究室の精密機器で測定するため、検体をクーラーボックスへ入れて自転車で研究所へ持ち帰った。真冬だとまだ辺りは暗い。検体を研究員に渡し、手早く朝食を済ませる。自転車で再び病棟へ戻り、六時五〇分の回診を始める頃、夜が明けた。

変化の兆し

ＡＧＥｓは血液中ではアルブミンと結合している。宮田教授は、アルブミンの半減期は二〜三週なので、ピリドキサミンを服用してＡＧＥｓが減り始めるまでに二週間はかかるだろうと言われた。だから、私は被験者になんらかの変化が現れるのは、治験開始後二週間頃と想定していた。例の妹がピリドキサミンの服用を始め、毎朝の回診で彼女を訪ねた。朝食前に病室へ行くと、彼女は九年前と同じベッドに同じ向きに腰掛けていた。この病室だけ、いつ来ても時間が止まっているような錯覚にとらわれる。

妹は、それまで処方薬に対する被毒妄想を持つことがあったが、幸いなことにピリドキサミンに対して妄想を持つことはなかったらしい。一日三回の治験薬の服用は問題なく継続されていた。私は窓側に回り込んで彼女の目線までかがみこみ声を掛けた。いつも通り、応答はない。窓の外へ目線を向けているが、やはり何かを見ているという気配はなかった。

治験開始から四日ほど経ったころだった。ナースステーションで朝の雑談をしていた時である。例の師長が不思議そうな顔で口を開いた。

「なんか、いつもと違いますよ」

師長によると、どことなく対応が柔らかい感じがするという。早朝からベッド上に座っていることが多かったが、ここのところ六時過ぎまで眠っていることもよくある。眠りが深くなっているんじゃないでしょうかと。宮田教授の予想から、二週間は変化が見られないはずだ。しかし、サイエンスでは往々にして仮説は覆《くつがえ》る。私は、もしやと思い病室へ戻ってみた。

妹は、いつもの通りベッドに腰掛けて窓の外へ顔を向けていた。私は窓のほうへ回り込むと、隣に腰掛けてよいか聞いてみたが返事がない。一瞬ためらったが意を決して、そっと隣へ腰掛けた。彼女はそのまま立ち去ることはなく、じっとしている。九年前のままである。まるで私など隣にいないかのように、無反応なままだ。しかも、呼吸さえしていないのではないかと訝《いぶか》しくなるほど生命感に乏しい。そっと振り向いて横顔を見てみたが、見られていることも意に介している様子はない。あきらめて病室を後にした。

ほかの病棟でも、看護師たちからピリドキサミン服用後数日で穏やかになった気がするとか、夜よく眠っているといった報告が聞かれるようになった。ただ、それぞれの主治医に意見を求めると、格別変化はないと言う。私も毎朝臨床モードのアンテナを研ぎ澄ませ回診していたが、被験者たちに変化を感じ取ることはできなかった。妹の主治医である徳田二郎先生がつぶやかれた。

「ナースのほうが患者さんの日常生活に密着しているぶん、医者より微妙な変化を感じ取れるんですかね」

徳田先生も、妹が変わったとは感じられないと首を傾げられた。

毎朝の回診は続いた。回診後に、ビジットで得られた約四十項目の検査値を調べ、外れ値の評価をしてカルテに記載した。ある日は回診から研究所へ戻ると、糸沢さんから電話が掛かり、うっかりミスが発見されたと告げられた。すぐに自転車で病棟へ行ってミスを調べ対応し、逸脱報告を作成して、評価をカルテに記載した。抗精神病薬の処方は、それぞれの被験者の主治医が書いたが、ピリドキサミンの処方箋は私が発行する。一日に病棟と研究所を何往復もした。研究と治験を並走させるあわただしい毎日が、またたく間に、しかも濃密に過ぎていった。

失敗なのか……？

例の妹の治験は一日投与量を一二〇〇ミリグラムで開始して二週間経つが、回診で特段の変化は感じられない。そこで、私は二週目から一八〇〇ミリグラムにピリドキサミンを増量することに決めた。朝の回診後に治験事務局へ寄った際、増量しようと思うと糸沢さんへ伝えた。彼女はすぐに、増薬した治験処方箋が届くことになると、調剤室へ連絡した。治験薬の処方箋は、通常の処方箋に混じらないよう赤で印が付いている。印の付いた処方箋が薬局に到着すると、糸沢さんが間違いなく増量した分包が作られたか調剤室で確認した。

宮田教授がＡＧＥｓが下がり出すと予測した二週間が過ぎ、三週目も終わろうとしていた。毎朝妹を診察したが、忘れ置かれた彫像のような様子に変化はなかった。私は少しずつ焦りを感じ始めていた。試験管の中では確かにピリドキサミンがＡＧＥｓを抑制した。動物実験ではピリドキサミン投与でＡＧＥｓが低下した。しかし、これまでに試験管で成功した化学反応が、人体で再現できなかった科学研究など山ほどある。また、人間と動物では薬物動態も違う。治験は失敗なのだろうか。いや、一八〇〇ミリグラムでは足りないだけで、二四〇〇ミリグラムに増量すべきなのではないか。研究室にいても治験のことが終日頭から離れなくなっていた。

妹がピリドキサミンを飲み始めて四週間が過ぎた。十二月に入り夜が長くなっていた。六時前に研究所へ出勤すると、日の出前で、まだ辺りは暗い。六時半。研究室で白衣に着替え静かに目を閉じる。回診のために研究所を出てフェンスをくぐり松沢の敷地へ入ると、自転車にまたがって病棟へと向かう。白み始めた東の空に、松沢の森が巨大な影絵のように広がっていた。十二月の早朝の空気は冷たい。風を切って自転車をこぐと、手がすっかり悴《かじか》んだ。冷え切った手をこすりながら病棟へ入ると夜勤者に挨拶をして、昨晩変わったことはなかったか声を掛けた。看護師は、いつも通りでしたね、と簡易血糖計を使って糖尿病患者の血糖を測りながら答えた。六時五〇分。ホールでは、一〇名ほどの患者さんが朝食を待って着席している。ニュースが大きな音量でテレビから響いていた。妹を探したが見当たらない。

奇跡の瞬間

病室へ行くと、彼女はいつものように窓を向いて座っていた。朝の挨拶をして、昨夜《ゆうべ》眠れたか聞いてみる。いつものように返事はない。毎回するように、隣へ腰掛けていいか問い掛け、返事を待つことなく隣へ腰を下ろそうとした。その時である。私は濡れた海水パンツが尻に触れたみたいに、ぎこちない中腰のまま凍りついた。私は妹の横顔を凝視していた。今、彼女が何か言ったような気がしたのだ。もう一度、隣へ座ってもいいか聞いてみた。

「どうぞ、糸川先生」

私は自分の耳を疑った。中腰から立ち上がると、声高にならないよう注意深く自分を抑えながらもう一度聞いた。

「僕は隣に座ってもいいんですね」

「どうぞ、糸川先生」

彼女は視線こそ窓へ向けたままだったが、はっきりと私を意識でとらえていた。

私は、彼女に昨晩眠れたか聞いた。しかし、それには返事はなかった。食欲や気分を聞いてみたが、それにも答えは返ってこない。ただ、その横顔は、今まで見たこともないほど生気が通っていた。そして、何より私が隣にいることを明らかに意識している。私は、自分の心臓の鼓動が聞こえる気がした。どうぞお大事にとだけ言うと病室を早足で出た。ホールでは、朝食が配られ始めたところだった。夜勤ナースを捕まえると、いま病室であったことを早口に告げた。夜勤者は忙しそうに、患者たちの名前を呼んでは朝食を載せたトレイを渡しながら答えた。

「今までも、『嫌』とか、『やめて』とか、短い発語は聞いたことがありますけれど、彼女が人の名前を呼んだのは聞いたことがありませんね」

私の顔があまりに上気していたのだろう。彼女は、なだめるような口調になっていた。

彫像から生身の人間へ

その日の回診を終え、治験事務局へ向かった。本館の廊下を鼻歌でも歌いながらスキップしたいような気持ちを必死に抑えて早足に歩いた。事務局へ入るなり、糸沢さんに今朝見たことを告げた。

「ほんとに⁉　彼女が糸川先生って言ったんですか？　ピリドキサミンの効果ですよね」

私は、思わず糸沢さんとハイタッチを交わした。治験を始めるまでの準備や苦労話を糸沢さんと語り合っていると、日頃の治験業務の多忙も煩雑さも、ただのいい思い出でしかないような気さえしてきた。

研究所へ戻ると、新井研究員が走ってきた。

「先生、これを見てください」

彼は、先週採血した例の妹のＡＧＥｓの計測結果を私に見せた。わずかだが、数値が下がり始めていた。私は、声を震わせながら今朝病棟で見てきたことを彼に伝えた。新井研究員も輝くような目をして答えた。

「本当ですか⁉　ＡＧＥｓが下がってきたことと関係あるんじゃないでしょうか。それにしても、素晴らしいじゃないですか！」

出勤してくる宮下研究員や研究補助の女性たちにも伝えると、実験室は、打ち上げが成功した瞬間のＮＡＳＡの管制室のような状況になった。みんな口々に、やった！　とか、おめでとう！　と叫び手を取り合った。

翌日の回診の後、妹の病棟のナースステーションで雑談をしていた時だった。師長が、昨日のことを述べた。

「おやつにコーヒーをどうぞ、とお出ししたんです。そうしたら、『木村さんこそどうぞ』って、言われたんです。彼女からこんなこと言われたのは初めてで、胸がいっぱいになってしまって」

そこまで言うと、師長は言葉を詰まらせた。

この日を境に、妹は徐々に疎通性を回復していった。活動の範囲も広がったようで、いつも自室にこもって窓の外を眺めていたのが、ホールで見掛けることが増えるようになった。徳田先生がつぶやかれた。

「統合失調症にとって重要なのは陽性症状じゃなくて陰性症状かもしれませんね。妄想的なことは依然として口にするんですよ。でも、疎通が保たれれば、生活はきちんとできるようになったじゃないですか」

もはや、彼女は忘れ去られた彫像などではなく、命が躍動する生身の女性に変わっていた。以前は全く感じられなかった、彼女の人柄のようなものも立ち現れてきた。師長も同じ印象だったらしく、「なんか病気になる前って、あの方はこんな人だったんだなってわかってきました」と述べた。

まとめ

- とうとうピリドキサミンを投与する医師主導治験が開始された。
- 一日投与量を一二〇〇ミリグラムから一八〇〇ミリグラムに増量し、四週間が経過した時、被験者にはっきりとした変化が現れ始めた。

第6章 希望を託して

治験に参加したい

例の妹の治験が始まって四か月が過ぎ、年が明けた二月、東京に大雪が降った。回診のため六時半過ぎに研究所を出て、フェンスを開け松沢へ入った。夜明け前の松沢の森はいつもの漆黒の影絵ではなく、雪の反射で乳白色に柔らかく照らされた巨大な切り絵のように見えた。一〇センチ以上も積雪があったので、自転車はあきらめて病棟まで歩いた。牡丹雪が降り注ぐなか、静まり返った松沢の森に雪を踏みしめる音だけが響いた。肩に付いた雪を払いながら、妹がいる病棟のナースステーションへ入った。

夜勤者は、私に気づくと水中毒患者の体重測定をしながら笑みをつくった。そして、例の妹は昨晩もぐっすり眠っていましたよと言った。僕はありがとう、と礼を述べてからホールへ出た。雪明りで、いつもよりホールが明るい。

一人の中年女性が私へ歩み寄り、「研究所の先生ですね」と話し掛けてきた。自分は十年以上入院している。自分にも治験をしてくれないだろうか。患者の間で評判になっている。研究所の先生が、毎朝、夜明け前から病棟へ来られ、同じ患者を診察していかれる。どうやら治験をしているらしい。私は彼女を何年も前から知っているが、ずいぶん良くなっている。みんな自分にも治験をしてほしいと噂してるんです、と。

五十代とおぼしき小太りの女性は、私をしっかり見据えながら話を終えた。私は、申し訳ないけれど、今回の治験は一〇名分の予算しかない。ぜひ成功させて国の承認を取るつもりで研究を頑張っている。一日でも早く、あなたにも飲めるよう研究を進めるので、もうしばらく待ってほしいと答えた。彼女は、たいそうがっかりとした表情を見せた。十年も続いた入院生活について経緯などをしばらく話すと、肩を落としたまま去っていった。私は、後ろ姿を見送っていたが、気を取り直し追い掛けると呼び止めた。あなたの名前を教えてほしい。治験では、血液中のある物質を測っている。その値がある数字以上でないと治験ができない。次の治験も松沢でやるつもりだ。次の治験の時は、あなたの血中の値を測らせてほしい。高ければ、ぜひ治験にご協力いただきたい。

彼女は、こわばっていた表情を緩ませた。私が手を差し出すと握手に応じた。ありがとうございます、本当に待っています、と小さな声で述べた。

私はさらに続けた。あなたから聞いた、患者さんの間でも治験が評判になっていること、ピリドキサミンを試したい患者さんがたくさんいるということを、今日研究室の若い研究員たちに伝えます。それを聞いた彼らは、あなたと皆さんが待ち望んでいることを肝に命じて全力で研究します。

彼女は、よろしくお願いします、と頭を下げると去って行った。

「ありがとうございます」

ホールでは朝食が配られ始めていた。妹も食事を始めたので、見守りの夜勤者の隣に立って彼女の食事の様子を見ていた。無表情で、淡々と朝食を口へ運んでいた。食事が終わると、自分の病室へ戻っていった。私は後を追って、彼女の病室へ入った。彼女は自分のベッド脇に立って、窓の外を見ていた。おはようございます、と私は声を掛けた。窓から視線を逸らさないまま、おはようございます、と彼女は返事をした。いつも窓の外を見ていますね、と声を掛けた。しばらく待ったが何も返事がないので、昨夜の睡眠について聞こうと口を開いた時、彼女が言葉を発した。「あの木」

と言うと、窓の外に広がる雪景色を指した。指の先をたどると、どうやら将軍池のほとりにそびえる、ひときわ高いムサシノケヤキを指しているようだった。「あの高い木ですね。あの木がどうしたんですか？」と問い掛けた。

夜明け前から降り続いた牡丹雪が、粉雪になってきた。積雪で町の喧騒もかき消されたのだろうか。東京中が静まり返っていた。私の質問が忘れ去られてしまったのかと思い始めたころ、妹が口を開いた。あの木が自分に話し掛けてくる。先生が初めて来られた時からずっと。いつも怖いことを言ってきた。その薬には毒が入っているとか。その先生と口をきいたら殺すとか。それが、最近は優しいことを言うようになっている。どうやら、あの木は私のことを許してくれるようになったみたいだ。糸川先生の作ってくれたお薬を飲むと、私が清められるらしい。私の罪が消えたので、木の怒りが解けてきたようだ。そこまで語ると、彼女は私のほうへゆっくりと視線を向けた。その瞳は、真っすぐに、そしてはっきりと私を捉えていた。

「糸川先生。私のためにお薬を作ってくださって、ありがとうございます」

彼女は、ゆっくりと頭を下げた。私は、感動していた。胸がいっぱいになって、自分が精神科医であることも研究者であることも忘れてしまっていた。

「こちらこそ、治験に協力してくださって、ありがとうございました」

彼女の両手を握って礼を述べたいような気持ちを抑えながら、静かに深く頭を下げた。

治験の終わりの日

その日はビジットのために、午前二時半に起床した。最近は、身体が慣れてきてしまい、ビジットがない日でも二時半になると自然と目が覚めるようになっていた。自家用車を運転して四時過ぎに研究所へ到着すると、守衛室で鍵をもらい、三階まで上がると研究室の鍵を開ける。夜明け前で、まだ真っ暗な自分の席へ荷物だけ置くと、隣へ行って実験室の鍵を開ける。マイナス三〇℃のフリーザーに入った保冷剤をクーラーボックスへ入れる。昨日、宮下研究員がＡＧＥｓ測定用の採血管を病棟へ届けてあるはずだが、万が一のために予備の採血管を二本、クーラーボックスへ入れた。研究室へ戻り、白衣に着替えると夜明け前の窓を仰いで静かに目を閉じた。

フェンスを開け松沢の敷地へ入ると、停めてあった自転車に乗り病棟へ向かう。満開のソメイヨシノが、白んできた東の空を透かして病棟までの道をうっすらと桜色に照らしていた。病棟へ入ると師長が待っていた。

「とうとう、終わりますね」

この日が、妹の最後のビジットである。ピリドキサミンの服用は昨晩が最終である。今日は、採血と諸検査だけで終了する。師長とこの六か月を思い起こして雑談していたら、九年前に妹が感冒薬を拒んだ時の話になった。

「将軍池のムサシノケヤキから、毒が入ってるって聞こえてたんですね」

師長の声には、懐かしさと意外さと安堵《あんど》が入り混じったような響きがあった。師長は立ち上がると、妹の様子を見てくると言って、ナースステーションを出て行った。

病棟に朝日が差し込み始めた。朝日の橙《だいだい》が満開の桜に反射して、病棟のホールが赤みをおびた輝きに照らされていた。

「寝ていたけれど、声を掛けたら起きてくれました」

師長が妹を連れてナースステーションへ入ってきた。私が朝の挨拶《あいさつ》をすると、まっすぐに私を見ながら、おはようございます、と妹は応えた。体重・血圧・脈拍・体温を測定してから、師長が採血をした。一般項目用の採血管は病院検査科へ提出され、ＡＧＥｓ測定用の採血管はクーラーボックスへ納まった。

私は、六か月間の治験に協力してくれたことに礼を述べた。

「私こそ、ありがとうございました。先生のお薬のおかげで、私の罪が消えました」

ゆっくりと、しかし滑《なめ》らかな口調でそれだけ言うと、妹は立ち上がり深々と頭を下げた。その顔には、ぎこちないがわずかに笑みが浮かんでいるように見えた。病棟を出ると、クーラーボックスを片手に提げて自転車で研究所へ向かう。昇ったばかりの朝日を浴びながら、桜吹雪の中を自転車で走っている間、先ほど目にした妹の笑顔が幾度も頭に浮かんで胸がいっぱいになった。研究室へ着くと、採血管を新井研究員に渡した。彼は、やっと終了ですね、と笑顔で検体を受け取った。

「ありがとう。でも、一〇例目が先月始まったばかりだから」

まだ道半ばと自分を奮い立たせ、回診のために病棟へ戻った。

待っている人たちのために

妹がピリドキサミンの服用をやめても、回診の時は病室を訪ね続けた。疎通性が回復した状態はしばらくは続いていた。しかし、治験終了後四週を過ぎたあたりから、徐々に言葉を掛けても返事をしないことが増え始めた。六週日には、全く治験前の状態に戻ってしまった。それでも、私は回診の時は彼女のベッドに並んで腰掛けた。全く無反応な彼女と、黙って窓の向こうに見えるムサシノケヤキを見た。立ち上がると、こちらへ一瞥《いちべつ》もくれなくなった彼女に一礼してから病室を出た。

ナースステーションには、徳田先生がおられた。

「残念ですね。科学者には笑われるかもしれませんが、通常のビタミンB_6を処方してるんですよ。全然、効きませんけどね。なんか、まぐれでもいいから効いてくれよって」

妹にも徳田先生にも申し訳ない気持ちで胸がいっぱいになり、思わず私は謝った。見ていた師長が口を開いた。

「糸川先生が、謝ることはないと思います。ただ、ピリドキサミンが国に承認されることを待ち望んでいる患者さんと私たちのことを、忘れないでいてください」

決して忘れたりしません。全力で研究を進めます、と私は頭を下げた。

それからさらに半年かけて、一〇例すべての治験が終了した。私は回診もビジットもない元の生活に戻った。それでも、私は時々妹の病室を訪ねている。今では松沢病院は七階建ての新しい病棟が建てられ、古い病棟は取り壊された。新病棟は将軍池から遠く離れたところに建っている。彼女の新しい病室から、例のムサシノケヤキは見えない。それでも、窓の外を見て彫像のように無反応な彼女の隣で、並んで私も窓の外を見ている。立ち上がり、一礼してから病室を後にする時、「治験に協力してくれてありがとうございました。必ずピリドキサミンの承認をとりますから」と小声で彼女に告げている。

まとめ

- 良くなった妹を見て、治験希望者が直接申し出てくるほどになった。しかしあくまで治験であり、希望者にピリドキサミンを飲ませるわけにはいかない。
- せっかく意思の疎通が取れていた妹だが、治験が終わり、四週目が過ぎ、六週目になると、元の状態へ戻ってしまった。
- ピリドキサミンが国に承認されることを待ち望んでいる患者さんと医療者たちを忘れずに、国の承認を目指すことを固く心に誓うのであった。

本治験は、ＧＣＰ（Good Clinical Practice：医薬品の臨床試験の実施の基準に関する厚生労働省令）を遵守して被験者保護に十分配慮し、厳格に実施された。治験内容の詳細は、規制により公表が制限されている。本文中の被験者の記述は、筆者の創作であり実在の患者を表現していない。

付記　統合失調症のカルボニルストレス説がわかる

私は何気なく紅茶に浸してやわらかくなったひと切れのマドレーヌを、ひと匙《さじ》の紅茶ですくって口へ持っていった。しかし、お菓子のかけらが混じった紅茶が口の裏にふれたとたん、私は自分の内部で異常なことが進行していくのに気づいて驚いた。

——マルセル・プルースト「失われた時を求めて」

香りの記憶から生化学者の発見へ

香りが古い記憶を呼び覚ますこと。たとえば、夕立が近づいたとき薫る湿り気を帯びた土の匂い。それは、幼いころカブトムシを捕りに入った武蔵野の森の暗さを思い起こさせる。蚊取り線香の匂いを嗅げば、まだ真空管だったころのラジオから流れるナイター中継を聴きながら、夕暮れの縁側でスイカを頬張る若かったころの叔父の後ろ姿がよみがえる。

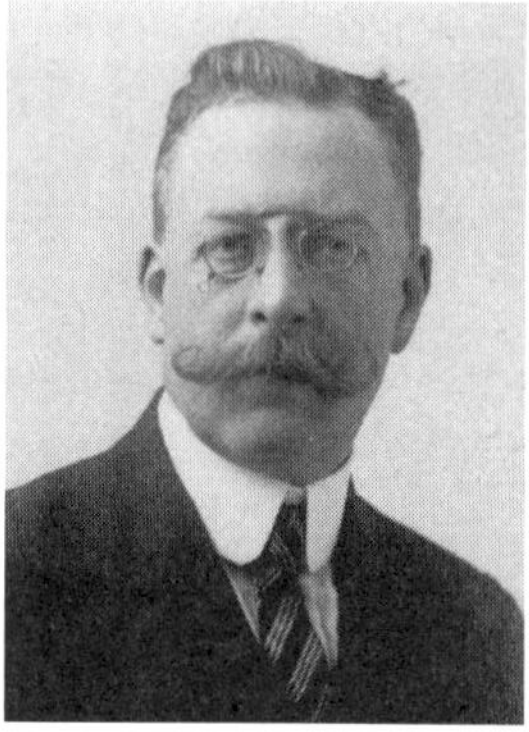

図11　生化学者　ルイ・メヤール
文献7より。

ところで、マドレーヌ。あの香ばしい匂いは、アミノ酸と糖（グルコース）が調理によって反応した褐色の生成物が薫っているのである。この褐色生成物を作り出すアミノ酸と糖の反応は、フランスの生化学者ルイ・メヤール（Louis Camille Maillard）が一九一二年に報告したことで（**図11**）、メイラード反応と呼ばれている[6]。ちなみに、Maillardをフランス語で発音するとメヤール、メイラードは英語読みである。メヤールはこの褐色生成物を、メラノイジン（melanoidin）——メラニンのようなもの——と命名したが、トーストのこんがりとしたきつね色、焼きあがったステーキの焦げ茶色、焙煎コーヒー、黒ビールなど、これら食品の着色と香味こそメイラード反応でできたメラノイジンによるものである。

メイラード反応は、酵素反応ではないため必ずしも加熱は必要ない。身近な例だと、アミノ酸とグルコースが入った点滴パックは、隔壁で真ん中が分けられているのを思い出してほしい（**図12**）。患者さんに点滴をする直前に、パックを手で圧迫して隔壁を破って攪拌《かくはん》するではないか。あれは、隔壁でアミノ酸とグルコースを分けておかないと、メイラード反応が進行して茶色くなってしまうからである。

いくつものステップからなるメイラード反応――前期反応

メイラード反応の研究は主に食品化学で進められ、連続するいくつもの化学反応のステップが明らかになっている。少々マニアックな過程だが、科学者とは基本的におたくであり、細部が判明する行程が大好きで仕方ない人種である。おたくの歴史的妙義に少しだけお付き合いいただこう。ちなみに、私も科学者のはしくれだが臨床に触れているせいだろうか。細部へのこだわりよりは、全体へ目が行きがちである。

さて、メイラード反応の第一ステップは、グルコースの炭素鎖（カルボニル基：ＣＨＯ）とアミノ酸の窒素鎖（アミノ基：NH^{3}）が結合して、シッフ塩基という糖・アミノ酸結合物ができる段階にある（**図13**）。次に、シッフ塩基の二重結合の位置が移動する反応（転位）が起きて、アマドリ転位生成物という化合物ができる。ここまでが前期反応と呼ばれ、可逆的過程である。つまり、グルコースがシッフ塩基になったりアマドリ転位生成物がグルコースへ戻ったり

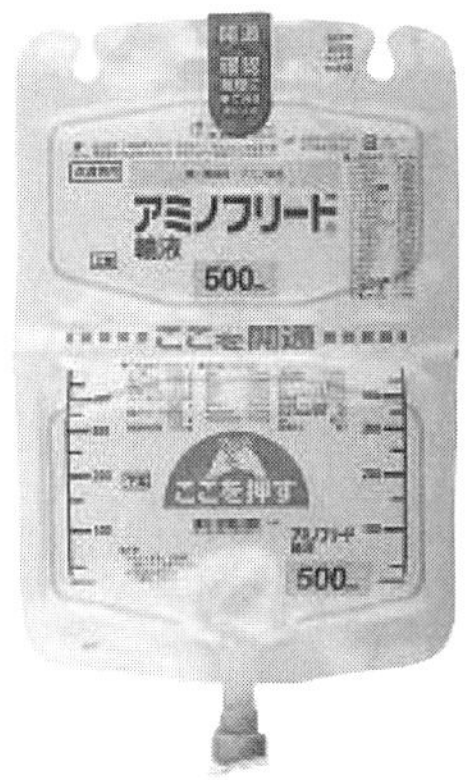

図12　点滴パック
文献8より。

できるという意味だ。ちなみにシッフ塩基はドイツの化学者ヒューゴ・シッフ（Hugo Schiff）の発見にちなんだ命名であり、アマドリ転位生成物も発見者アマドリ（Amadori）の名前に由来している。

後期反応とAGEs

次の段階は、メイラード反応のなかでも不可逆な後期反応である（図13）。後期反応では、酸素によって錆《さ》びついた（酸化）アマドリ転位生成物が、水分子（H_2O）を取り外しながら次々と転位生成物同士で結合を進めあい（縮合）、後期生成物と呼ばれる最終産物が完成する。以上シッフ塩基から後期生成物完成までがメイラード反応の全行程である。

これら、可逆的前期反応と不可逆な後期反応は、グルコース（糖）がアミノ酸に結合したことを出発点とした一連の化学反応であることから、糖化（グリケーション）とも呼ばれる。そのため、後期生成物は終末糖化産物、あるいは最終糖化産物と命名された。終末糖化産物は英語でAdvanced Glycation End-productsと書くので頭文字をとってＡＧＥｓと記される。ＡＧＥにｓがついて複数形になっているのは、これまでに四十種類以上ものＡＧＥｓが発見されてきたからだ。糖化は最終段階のＡＧＥｓとなると褐色を呈するようになる。百年前にメヤールがメラノイジンと名

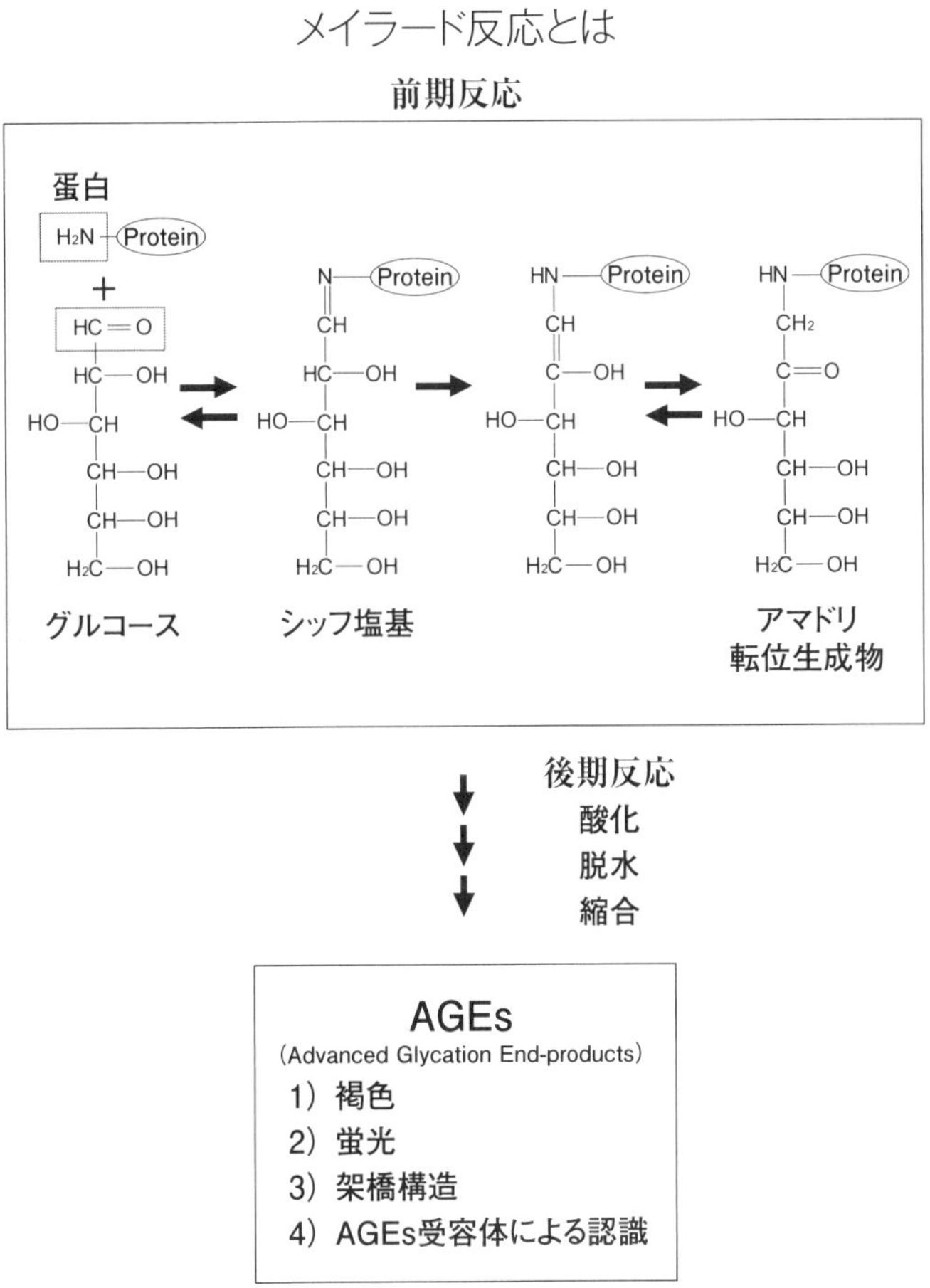

図 13　メイラード反応の工程
文献9より。

づけた褐色生成物こそ、複数のＡＧＥｓが結合した構造物だったわけである。

食品化学から生命医科学へ

ところで、アミノ酸とグルコースなら私たちの体内に豊富に存在する。輸液パック（図12）のアミノフリードでさえメイラード反応が起きてしまうことを思い出してほしい。当然、私たちの体内でメイラード反応が生じてもおかしくない。

ＡＧＥｓは蛍光物質である。蛍光物質とは特定の波長の光を吸収して、別の波長の光を発する物質のことだ。ＡＧＥｓは波の高さが三七〇ナノメーター（ｎｍ：一〇〇万分の一ミリ）の光を吸収して、四四〇ナノメーターの波長の光を放つ特徴を持っている。そして、一九八〇年代になると、人の脳硬膜からこの波長特性をもった物質がみつかり、糖尿病の人で健常者よりこの波長の物質が増えていることが報告されるなど、人体でもメイラード反応が後期まで進行することが判明した。ちなみに、ヘモグロビンＡ１Ｃ（ＨｂＡ１Ｃ）は、血糖がヘモグロビン蛋白《たんぱく》を糖化してできたアマドリ転位生成物である。

糖のカルボニル基とアミノ酸のアミノ基が結合して、シッフ塩基と呼ばれる糖・アミノ酸結合物ができる段階がメイラード反応の第一ステップだと述べた。研究が進むにつれて、糖だけでなく、蛋白質や脂質のカルボニル基もアミノ酸とシッフ塩基を作ることが発見された。このカルボニル基がついた蛋白質や脂質はカルボニル化合物と呼ばれ、炎症細胞（マクロファージ）が発現する次亜塩素酸や、酸化ストレスで生じる活性酸素（フリーラジカル）もカルボニル化合物を作ることもわかってきた。つまり、私たちの体内では日常的にメイラード反応が起きているのである。

病態としてのメイラード反応――カルボニルストレス

ＡＧＥｓは、動脈硬化を促進させ、糖尿病の血管病変を進行させ、腎機能を低下させるなど生活習慣病の増悪因子としての性質が明らかになってきた。また、ＡＧＥｓと結合する受容体も発見され、このＡＧＥｓ受容体は炎症反応を生じさせ、各種成人病の病態形成に関与することも解明されてきた。そこで、カルボニル化合物が増えＡＧＥｓ産生を促進することを「カルボニルストレス」と称し、さまざまな生活習慣病を悪化させる病態として研究が進められている。

日常的に発生するメイラード反応にたいして、生体側も防御機構を備えている。そのひとつにグリオキサラーゼ（glyoxalase：ＧＬＯ）という酵素が、カルボニル化合物を分解除去することが発見された（**図14**）。また、ビタミンB_6はカルボニル化合物を捕捉して腎臓から排泄させること、またメイラード反応を抑制することも明らかにされた。ＧＬＯ１とビタミンB_6という生体内のカ

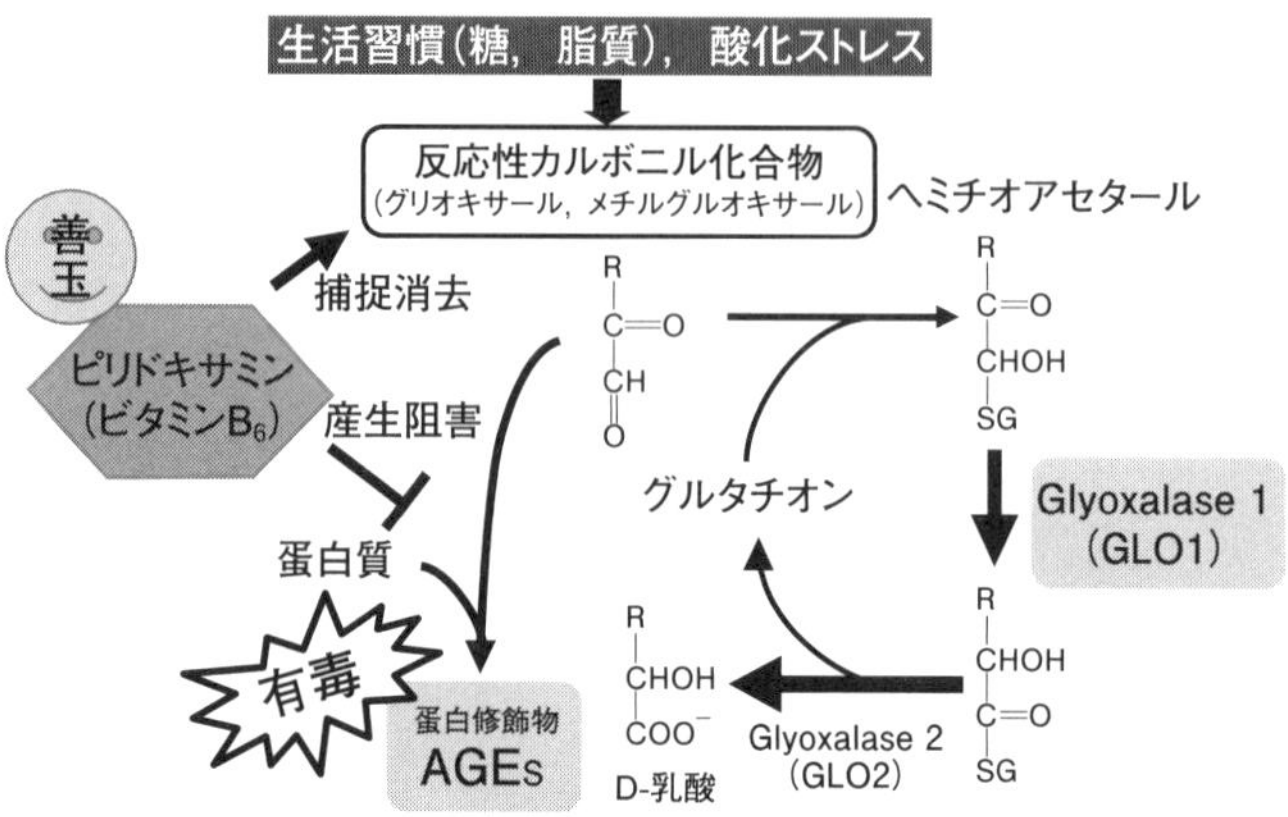

図 14　カルボニルストレスの発生過程

ルボニルストレス防御機構により、私たちの身体は日常的に発生するメイラード反応から守られている。

統合失調症とカルボニルストレス

本編で紹介したように、私たちはグリオキサラーゼ１（ＧＬＯ１）に酵素活性を半減させる遺伝子変異を持った統合失調症患者を同定した。この患者からは、カルボニル化合物の分解が遅れメイラード反応が暴走していることを示すデータが得られた。すなわち、ＡＧＥｓが健康な人の四倍近くまで増加し、カルボニル化合物の捕捉排泄とメイラード反応の抑制に消費されたため、ビタミンＢ$_6$が枯渇していたのである。

カルボニルストレス研究の権威である東海大（当時）の宮田教授を初めて伺ったとき、教授はこの患者は糖尿病か腎障害ではないかと疑われた。糖尿病なら当然、糖化が進行してＡＧＥｓが高い値を示す。ＡＧＥｓは腎臓から排泄されるので、腎障害ならＡＧＥｓが高くなる。しかし、この患者の血糖値は正常であり腎機能も健常だったのだ。なぜ、ＡＧＥｓが高くビタミンB_6が枯渇しているのか。ＧＬＯ１の活性が半分まで低下していることが、この症例のカルボニルストレスの発生原因として浮上した。統合失調症の病態にカルボニルストレスが関与しているかもしれない。初めてメイラード反応と統合失調症を結びつけて考えた。

この症例をきっかけに四五例の統合失調症と六一例の健常対照を調べた結果、四割の患者でカルボニルストレスが見られた。[4] もちろん血糖値も正常で腎機能も健康な被験者ばかりを選んだ結果である。内科的に糖化が進む原因を持たない人間にカルボニルストレスが見られる。統合失調症という病気にかかっている人ばかりから、原因不明のメイラード反応の亢進を示すデータが得られた。

最近、一五六例の統合失調症と二二一例の健常対照で追試した結果、やはり四割の患者でカルボニルストレスが再現された。[10] また、フランスのグループからも五五例の統合失調症と五五例の健常者で同じ結果が報告されている。[11]

カルボニルストレスの意義

カルボニルストレスが、統合失調症の原因か結果かという議論がある。ＧＬＯ１の酵素活性が半減する患者との出会いが発見のきっかけとなっている。その後、同じような変異を持った患者が複数みつかってきた。また、酵素活性が二割低下する遺伝子多型《たけい》（個人差）が一般の症例からも見つかった。こうした遺伝的にGLO1活性が低下した症例の存在は、発症前からカルボニルストレスが存在した可能性を示唆している。なぜなら、遺伝子は生まれた時から変わらないので、こうした遺伝的なGLO1活性の低下した人たちでは発症前からメイラード反応が亢進していたはずだからだ。すなわち、まずカルボニルストレスがあって、思春期まで成長して統合失調症が訪れたと考えた。

一方で、ほとんどの患者はGLO1遺伝子が正常である。こうした症例でなぜカルボニルストレスが発生しているのか理由が不明である。GLO1活性が正常でなぜメイラード反応が亢進するのか解明すべく、さらにカルボニルストレス症例の血液を精密に解析して検討中である。

では、仮にカルボニルストレスが原因だったとしても、なぜメイラード反応が幻覚や妄想を発生させるのだろうか。こちらは、GLO1遺伝子を持たないマウスを作製し、脳で何が起きているのか研究を進めているところである。

文　献

（1）State MW: The genetics of Tourette disorder. Current Opinion in Genetics & Development, 21: 302-309, 2011.
（2）http://www.szgene.org/
（3）Stefansson H, Rujescu D, Cichon S et al.: Large recurrent microdeletions associated with schizophrenia. Nature, 455 (7210): 232-236, 2008.
（4）Arai M, Yuzawa H, Nohara I et al.: Enhanced carbonyl stress in a subpopulation of schizophrenia. Arch Gen Psychiatry, 67: 589-597, 2010.
（5）Alderson NL, Chachich ME, Youssef NN et al.: The AGE inhibitor pyridoxamine inhibits lipemia and development of renal and vascular disease in Zucker obese rats, Kidney Int, 63: 2123-2133, 2003.
（6）Maillard LC：Action of amino acids on sugars. Formation of melanoidins in a methodical way. Compt Rend, 154: 66-68, 1912.
（7）http://en.wikipedia.org/wiki/Louis_Camille_Maillard
（8）http://www.packageinsert.jp/thumb/3259518G1040_000.jpg

（9）永井竜児：糖化（ＡＧＥｓ）とは何か：アンチ・エージング医学（8）1、18～24、２０１２.
（10）Miyashita M, Arai M, Yuzawa H et al.:Replication of enhanced carbonyl stress in a subpopulation of schizophrenia. Psychiat Clin Neurosci（in press）.
（11）Kouidrat Y, Amad A, Desailloud R et al.: Increased advanced glycation end-products（AGEs）assessed by skin autofluorescence in schizophrenia. J Psychiatr Res, 47:1044-1048, 2013.

あとがき

二十年前に遺伝子の配列を読んでいたころは、まさか自分が、将来治験をやるとは思ってもみなかった。もちろん、治療薬の開発は夢ではあったが、そこまでの道のりは遠すぎて想像力が及ばなかっただけだったのかもしれない。だから、実際に医師主導治験を始めてみると、想像もしなかった不意打ちの連続にみまわれた。しかも、それらは決して不本意や憔悴とは無縁な、むしろ心ふるえる体験ばかりだったような気がする。本文中の症例は創作であり、登場人物の発言や光景は事実ではない。しかし、私の心の動きや感じたさまは、実体験そのものと受け取っていただいて構わない。研究とはほとんどが失敗の連続である。落胆は研究生活の日常であるが、何度経験しても慣れることはない。だからこそ、稀に訪れる発見の瞬間の興奮は、麻薬のような陶酔と興奮を呼び覚ます。それは、基礎研究でも臨床研究でも同じであり、まさに治験場面で見られた私の情動は本文に書いたままだった。

研究室で若い研究員たちに囲まれた基礎科学の世界から、フェンス一枚くぐるだけで別世界へとつながった。そこで目にしたのは、病に打ち震える人々と、彼・彼女たちを支える医療者の真剣な営みだった。あれから二年たったいま、二つの世界を行きつ戻りつした日々を、ふと夢だったのだろうかと思うことさえある。基礎研究で生きる心と臨床場面でのそれは、私の中でかなり様相の異なった風景として立ち現れた。治験を経験するまでの十年あまり、週一日の病棟当番日には、その一日を通して臨床家として過ごしていた。そして、当番日以外の日は、基礎科学者としてふるまううちに一日が過ぎる。すなわち、科学者としての一日と臨床家としてのそれが、はっきりとすみ分けられていた。ところが、医師主導治験に携わった一年間は、一日に幾たびも基礎科学と臨床を往復した。フェンスをくぐるたびに、自分の中のモードが切り替わる。めまぐるしく入れ替わる心のありようは、短い睡眠と多忙からくる疲労と相まって恍惚とした光景を映し出した。あの時ほど松沢の四季が美しくめぐったことはなかったように思うのは、二つの世界をめまぐるしく廻るうちに、どちらが現実なのか混乱していたからなのだろうか。それとも、本当に夢だったのか。

　科学者として触れておかなければならないことがある。被験者の変化はプラセボ(注)効果だった可能性についてである。効果があるはずだと信じている開発者自身が、毎朝被験者を診察する。これは、強いプラセボ効果をもたらすはずだ。臨床家として反論する。少なくとも、ピリドキサミンには、プラセボ効果を打ち消すほどの悪い作用がなかったのだと。今回の治験は第Ⅱ相前期試験であり、全被験者が実薬（ピリドキサミン）を服用して、探索的に服用量を操作した。今後、第Ⅱ相後期試験で、実薬と偽薬（色も味もピリドキサミンそっくりな偽物）を二重盲検（私も被験者もどちらを飲まされているか伏せる）で検証する必要がある。ところで、医師は誰しもプラセボ効果を持っている。臨床とは、実薬の効果にプラセボ効果を上乗せして患者に効かせる営みである。そして、精神科医ごとに処方に好みがあるのは、薬と患者と自分、三者の相性を見据えて、自分のプラセボ効果が最も出やすい処方を選択するからである。科学者としての私の意見は、次の治験の結果は全く分からないとしか言えない。一方、臨床家としての私は強く確信する。ピリドキサミンは、医師のプラセボ効果が最も生きる良薬であると。

本書は『精神看護』（医学書院、二〇一三年三月号〜二〇一四年一月号）に連載された「ＤＮＡは、いつ統合失調症の秘密を語るのか」をもとに加筆・修正し、書籍化したものです。

さいごに、書籍化を実現してくださった星和書店の石澤雄司様、桜岡さおり様に御礼申し上げます。

平成二十六年一月二十四日研究室の窓からムサシノケヤキを望みながら

（注）薬としての効果のない砂糖やうどん粉でも、薬であると告げられ医師から処方されると、暗示によって症状が改善する効果のこと。

■著者■

糸川 昌成（いとかわ　まさなり）

1961 年　東京都生まれ
1989 年　埼玉医科大学卒業
　東京医科歯科大学 精神神経科 研修医（融道男教授）
1990 年　福島県 四倉病院精神科 常勤医
1991 年　筑波大学 人類遺伝学教室 研究生（有波忠雄助教授）
1993 年　東京医科歯科大学 精神神経科 医員（融道男教授）
1994 年　東京大学脳研究施設 生化学部門 研究生（芳賀達也教授）
1996 年　Molecular Neurobiology Branch, National Institute on Drug Abuse, National Institutes of Health, Visiting Fellow（George Uhl 教授）
1999 年　理化学研究所 分子精神科学研究チーム 研究員（吉川武男チームリーダー）
2001 年　東京都精神医学総合研究所 精神分裂病部門 部門長（副参事）
2004 年　東京都精神医学総合研究所 統合失調症プロジェクト プロジェクトリーダー（副参事）
2011 年　東京都医学総合研究所（研究所の統合移転）統合失調症・うつ病プロジェクト プロジェクトリーダー（参事）、精神行動医学研究分野長

専門：精神医学、分子生物学、現在はカルボニルストレスに興味を持つ

著書：『臨床家がなぜ研究をするのか』（星和書店）

受賞歴：
1989 年　毛呂山会長賞（埼玉医科大学）
1992 年　島崎・島薗・高橋学術賞（東京医科歯科大学）
2008 年　都知事表彰（発明発見）
2011 年　統合失調症研究会 最優秀賞

統合失調症が秘密の扉をあけるまで

2014年3月4日　初版第1刷発行
2014年5月24日　初版第2刷発行

著　者　糸川昌成
発行者　石澤雄司
発行所　株式会社星和書店
〒168-0074　東京都杉並区上高井戸1-2-5
電話　03（3329）0031（営業部）／03（3329）0033（編集部）
FAX　03（5374）7186（営業部）／03（5374）7185（編集部）
http://www.seiwa-pb.co.jp

 ISBN978-4-7911-0866-4